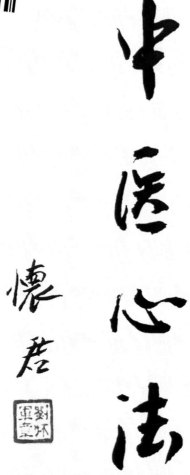

中医心法

懷君

中医古籍出版社
Publishing House of Ancient Chinese Medical Books

图书在版编目(CIP)数据

中医心法/刘怀军主编. —北京:中医古籍出版社,2022.8(2023.4重印)
ISBN 978-7-5152-2391-9

Ⅰ.①中… Ⅱ.①刘… Ⅲ.①中医临床 Ⅳ.①R24

中国版本图书馆 CIP 数据核字(2022)第 004604 号

中医心法

刘怀军　主编

责任编辑　张　磊
封面设计　霍　杰
出版发行　中医古籍出版社
地　　址　北京市东城区东直门内南小街 16 号(100700)
电　　话　010-64089446(总编室)　010-64002949(发行部)
网　　址　www.zhongyiguji.com.cn
印　　刷　北京中献拓方科技发展有限公司
开　　本　880mm×1230mm　1/16
印　　张　29.25
字　　数　95 千字
版　　次　2022 年 8 月第 1 版　2023 年 4 月第 2 次印刷
书　　号　ISBN 978-7-5152-2391-9
定　　价　148.00 元

编委会

序

怀军是我的学生，自二十世纪七十年代起他就对中医很感兴趣，曾经在内科进修一年，经常问我一些问题，学习很努力，工作特别认真，取得了很多成绩。他本人是从事放射医学专业的，业务水平非常高。多年来他一直关注和自学中医学知识，并把经络学说与医学影像学相结合，指导学生用磁共振技术开展「针刺足三里穴位后脑的功能研究」，取得了新的成果，为今后利用磁共振技术研究「针灸人」的经络打下了基础。今后，利用磁共振技术研究中医理论，特别在研究经络理论方面是重大研究课题。

他在繁忙的工作之余，收集了很多中医学文献和古籍，并出版了中医著作。同时，他还组织有相同兴趣和爱好的学生一起学习中医学，研究学习老一辈医学家的学术思想和经验，编写了这本《中医心法》。书中以通俗易懂的形式叙述了四诊八钢等中医知识，并结合部分验方进行介绍，内容丰富，很有实用性，适于初学者使用和参考。

第四届国医大师
河北医科大学第二医院
主任医师、教授、博士研究生导师
姚希贤

二〇二二年五月六日

前言

作者在学习中医中药的实践中，总结出点滴的学习体会和学习方法，并复习师父的教授笔记，参考了很多名医学者和医生的著作与文献，以一种易于学习的书写形式编著了此书，目的是能对广大的初学中医者有所帮助。

全书先介绍中医学基础，同时为了能让大家对此方面内容增加学习兴趣，本书采取诗句形式给予编写，力争起到易学好记的作用。还利用大量篇幅系统地介绍了每类中药的基本知识、常用药杂谈，即有典方，又有禁忌。应该是很实用。

本书之写作形式采用毛笔记录方式，其想法也是想仿古，求其文、寻其根，争取仿一点祖国医学的味道。但是，我深知中国医学的博大精深，仅靠这种模仿形式恐怕是很不够的，还必须的不断学习，取众家之长，补自己之短。

本书在编写过程中，虽然复习了很多相关文献和資料，学习了前辈们的中医学著作。但是，仍然存在局限性和很多不足，希望讀者批评指正。

懷君

二〇二二年三月十日

编者说明

本书由作者用毛笔以书法形式写就，因抄写之故，文中偶有笔误或不妥之处，读者阅读当须注意。

目录

第一部分 基本理論

阴阳

表里

寒热

虚实

第二节 四診

望診

闻診

问診

第一部分 基本理论

第一章 阴陽五行

一、阴陽

中医理论首阴陽，对立统一理深长。
阴陽平衡自无病，发生失调病為殃。

二、阴陽概括

阴陽本是天地道，万物赖之作纪纲。
变化生杀神明府，治病求本此中详。

三、阴陽与生理

人生阴陽气与形，

物质基础与功能。
阴精内守陽卫外，
阴平陽秘精神充。

四、阴陽与病理

阴生陽病陽胜阴，
陽胜则热阴寒成。
重热则寒重寒热，
物极必反势所臻。

五、阴阳在治疗

阳病治阴阴治陽，
审其阴陽别柔刚。
偏胜偏衰病异致，
知阴知阳脉象彰。

六、阴陽在预防

养生预防自古提，
内外平衡须保持。

顺从阴阳资长寿，
不治已病早期医。

七、阴阳在药物

药味辛甘酸咸苦，
药性寒热与温平。
浮升沉降味厚薄，
都凭阴阳指导论。

八、药物之属性

辛甘升浮为温热，
皆主发散性为阳。
沉降寒凉酸咸苦，
又属阴性涌泄强。

九、阴阳之发展——五行

人体内部复杂情，
相互制约相滋生。
联系运动和变化。

五行屬性以說明。

十、五行的序位

五行木火土金水、
物质屬性次第成。
顺數即是相生位、
隔位相數相克形。

十一、五行的規律

五行規律分四种、
相生相克物性然。
生克相形成制化、
相乘相侮反常看。

十二、生克的意义

五行相克又相生、
子母相顾制化存。
母能生子子制克、
母被克甚子出乎。

十三、生克之发展

相克反常侮与乘、

有余不足是本身。

有余制胜侮不胜、

不足相侮胜来乘。

十四、五行在脏腑

五行结合在人体、

互相生克既功能。

肝木心火脾土属、

肺金肾水理当明。

十五、生克的转变

病邪传变五克正、

母子相及侮乘齐。

后为虚邪前为实、

不胜为贼胜微邪。

十六、五行在治疗

五行结合在临床，
不外生克五脏祥。
发生相克变为病，
辅之相生病复常。

第二章 人与自然

一、概念

人与自然息息通，

天人相应在其中。
人能适应生存在，
变化发展无所穷。

二、人体与正常气候

春温夏热秋清凉，
冬寒生長化收藏。
正常气候人病少，
反常生物皆受殃。

三、人体有六经，
暑湿燥火与风寒，
分为六气顺自然。
若有太过和不及，
便是反常六淫看。

四、人体与地区
西北东南气候殊，
民病须知有地区。
地土气候关系切，
异法方宜各不如。

五、附运气
五运木火土金水，
六气风暑燥湿寒。
火有君火与相火，
司天在泉各半年。
主运主气有定位，

客运客气变化参、运气生克能病变。各随病变主治焉。

第二章 臟象

一、脏象之概念

人体内脏分脏腑、见外知内现象明。
五脏六腑关系深。反应生理和病理。

二、五脏的功能

五脏肝心脾肺肾。

肝脏气血与精神。
还有包络常益诠，
保卫化主似宫城。

三、六腑的功能

六腑胆胃大小腸，
以及三焦和膀胱。
主化水谷行津液，
传导化物满不藏。

四、脏腑之表里

肺大脾胃心小腸，
肝胆包焦肾膀胱。
脏腑相通成表里，
其中配合有阴陽。

五、脏邪在体表

肺心有邪留两肘，
肝邪两腋脾两髀。

肾邪两腘入虚见、　肝主疏泄而虑谋、

胃气阅脾到四肢。　开窍于目液泪流。

六、脏腑所表现　藏血荣筋和爪甲、

五官眼耳口鼻舌、　多怒多呼手搐抽。

五体筋脉骨肉皮。

八、心之功能

分属五脏各有主、　心为君主祖神明、

五脏有病外可知。　血脉流通面色荣。

七、肝之功能　开窍于舌液为汗，

情志表乱喜笑颠。

九、脾之功能

脾主运化和四肢，

肌肉唇口窍所司。

表情喜歌或思念，

统血还将中气支。

十、肺之功能

肺佐心脏主元气，

内司呼吸外皮毛。

开窍于鼻声音主，

病为忧哭脏为娇。

十一、肾之功能

肾脏五脏六腑精，

开窍于耳和二阴。

主骨主髓出伎巧，

生育繁殖性命根。

十二、胆之功能

主腐水谷脾运化，

取决于胆十一脏、互相资生仓廪官。

表里相济是与肝。

液藏清净中精府。

口苦实热失眠寒。

十四、肠之功能

小肠化物别清浊，

传化糟粕是大肠。

十三、胃之功能

两者关系见二便。

胃可受纳五谷海，

心肺关系心里藏。

后天给养是泉源。

十五、膀胱之功能

主藏津液是膀胱、
过汗剧吐尿不长。
小便不利和失禁、
肾气能化复生常。

十六、三焦之功能

总括脏腑是三焦、
主纳主化出路调。
流通气血流水道、
互相表里有心包。

十七、包络之功能

心包君主之宫城、
有邪代受是代行。
又名膻中司喜乐、
温病谵语与神昏。

十八、奇恒之府

脑髓骨脉胆女胞。

似脏似腑奇恒称。
聪明灵活由脑髓，
保护胎亢冲任调。

十九、营卫之功能

营卫周流养全身，
蓄泄影响到精神。
卫抗外邪司腠理，
肌肉劳寐昼夜行。

二十、精神气之功能

人生三宝精气神，
物质基础是为精。
生命活动神主宰，
生理功能气产生。

二十一、津液之功能

津液体内水总称，
饮食精微是生成。

柔濡润津資阴液，　　甲胆乙肝丙小肠，
温润充养有阳津。　　丁心戊卫己脾乡。

二十二、身体之阴阳　　庚大辛肺壬膀属，

手背为阳足腹阴，　　肾癸任壬包癸方。
内脏外腑以同分。
皮肉筋骨血阴类，
诸主阳类却无形。

二十三、天干之分配

第四章 经络

一、经络之概念

人体联络靠经络、
气血内外所运行。
通达表里贯上下、
互相联系布周身。

二、经络之科学

经络内容有五类
十二经脉八奇经。
经脉别出十五络、
十二经别与经筋。

三、十二经脉

经络主体十二经、
手足之阳与三阴。
表里相传五行配。

脏腑分主各欲行。

少气太阳与厥阴。

四、经脉之行

二少太阳常少血，

手经三阳手外头，

气血多少须分清。

手之三阴胸内手。

六、经脉流注之时辰，

头之三阳头外足，

肺寅大卯胃辰宫，

足之三阴足腹走。

脾巳心午小未中。

五、经脉之血知多少

膀申肾酉心包戌，

多气多血二阳明，

亥三子胆丑肝终。

略：十二經絡和奇經八脉

七、經絡之起止

睛明至阴足太阳。

中府少商手太阴。

涌泉俞府足少阴。

商阳迎香手陽明。

大敦期门足厥阴。

阴白大包足太阴。

童子窍阴足少阳。

承泣厉兑足阳明。

关冲絲竹手少阳。

少泽听宫手太阳。

天池中冲手厥阴。

极泉少宫手少阴。

八、奇经八脉

奇经八脉督任冲、筋肉疾患反映看。
带脉环腰如带同。

十、十二经别

阳跷阴跷主运动、正经别行名经别，
阳维阴维营卫通。经脉主体行未达，

九、十二筋

仍有十二路相通，
经筋同样手足三、却在头面相合网。
运行体表支节间。

十一、十五别络

终于头身起四末，肺络列缺大偏历，

膀胱飞杨大钟肾。

三焦心包关内外，

胃络丰隆只一穴。

肝络蠡沟胆光明，

支正小肠通里心。

长强督络任会阴，

脾络大包与公孙。

第五章　病因

一、病因的分类　　外因风寒暑湿燥、

发病因素有多论、　　五淫转化火乃成。

千般灾难约为三。　　三、疫疠

外因内因不内外、　　还有伏邪与疫疠、

代有发明可详参。　　不与六淫同一般。

二、外因之六淫　　疫是不正气传染、

六气反常即六淫、　　疠为温毒流行害。

人体感受外因名。　　四、伏邪

伏是邪感在时发。七情偏胜脏不安。

久触新邪始猖獗。六、不内外因

阳气开泄邪触动，饮食劳倦与房室.

秋凉引暑同一辙。不节虚损、发病殃。

五、内因—七情　创伤虫兽或中毒，

人与外界接触繁，不内外内此中详。

影响情志病多端。

喜怒忧思悲惊恐，

第六章　証候分类

第一节　六经病证

太阳为病脉象浮，

一、六经的病证

头项强痛恶寒拘。

外感分类属六经，

汗出恶风脉浮缓，

三阴三阳病有分。

此是中风属表虚。

三阳太阳阳明少，

三、温病与伤寒

三阴太少与厥阴。

恶寒无汗脉浮紧，

二、太阳病之中风

又属表实名伤寒。

浮数热渴寒不恶，阳明经证热盛高。

此是温病类为三。汗出烦渴喜冷烧。

四、阳明之见证 脉象浮大或浮滑，

阳明为病胃家实。大渴饮引白虎超。

热汗恶热不恶寒。六、阳明府证

胃中甘躁亡津液， 此证便闭腹满痛。

强发其汗大便难。烦噪谵语汗热潮。

五、阳明经证 脉象沉大而有力。

舌苔黄糙或黑焦。

七、少阳之见证

少阳为病半表里。

口苦目眩和咽干。

往来寒热胸胁满，

烦呕恶食脉象弦。

八、少阳兼证

兼表而呕心下结，

发热恶寒骨节烦。

兼里胸胁满而呕，

日晡潮热大便难。

九、太阳之见证，脾胃虚寒

太阴无病身无热，

不渴不食时腹痛。

腹满吐利手足温，

脉缓而弱虚参真。

十、少阴之虚寒虚热

少阴病分虚寒热，
寒化欲寐亦恶寒。
吐利倦卧膝厥冷，
脉象细微肾阳衰。
阴虚内热从热化，
脉象细数舌红绛。
心烦不卧胸满胀，
下利咽痛口干燥。

十一、厥阴之寒热错杂、厥热胜复

厥阴寒热相交错，
消渴痛热在心中。
饥不欲食蚘时吐，
上热下寒气撞胸。
厥热胜复观预后，
厥多于热病更凶。

若見厥去热回复。

热多于厥正气复。

"六經传变"

邪按經传、何传经。

二三經病叫合病。

先病后增並病生。

第二节 營卫氣血与三焦

一、分类的意义　营卫气血与三焦。

温热分类法新标。三、气分之见证
营卫浅深分层次、气分但热不恶寒。
三焦发展过程包。汗出气粗渴躁烦。
二、卫分之见证
脉象滑数或洪大。
营卫分证吐头身痛、舌苔由白转黄干。
发热汗出微恶寒。四、气分之转变
鼻塞音重或咳嗽、传入胸肺胸烦闷、
舌苔薄白脉浮者。懊憹呕吐口苦干。

传入胃肠腹满痛．
便秘潮热语乱詀。

五、营分之见証

营分烦燥不安宁，
唇燥口干与神昏。
小便如血舌红绛，
体或发斑脉数欻。

六、血分之见証

血分邪实舌深绛．
吐衄便血斑点浮。
舌紫干晦情更重、
神昏痉厥语糢糊。

七、上焦之见証

上焦太阴发寒热
头昏自汗渴而咳。
逆传心包乱神昏，

衣寐不安红绛舌。

八、中焦之见证

中焦面赤烦而渴、

舌黄苔糙小便澀。

脾虚头昏胸痞闷、

舌苔厚腻午后热。

九、下焦之见证

下焦少阴夜烦躁。

口干咽痛齿唇裂。

厥阴懊憹舌糜烂，

耳聋囊缩或痉厥。

卅、

第三节 脏腑之证候

一、脏腑分类之意义

脏腑分类属内伤、

寒热虚实病变藏。

生克表里相影响。
演变规律须细详。

二、心热证

心热脉数舌赤干。
面赤口渴胸中烦。
不能睡眠或吐衄。
喜笑如狂语见诳。

三、心虚证

心虚脉弱舌淡红。
自汗盗汗梦颠倒。
记忆力减常怔忡。
似嘈似饥唾不浓。

四、小肠虚寒证

小肠虚寒脉细弱。
左尺更甚舌白薄。
肠鸣泄泻粪后血、

小便清长或烦数，舌白不渴浮弦脉。

五、小肠实热证

胸胁支满不本卧，右尺滑数小肠热，面目肢体浮肿色。尖赤生疮厚黄舌。

七、肺热证

肠腹䐜胀或肠痛，肺热都由郁化成，茎中引痛尿赤涩。颊赤咽干烦渴频。

六、肺寒证

痰稠带血胸引痛。肺寒咳嗽痰稀白，二便结涩脉数真。

八、肺虚证　水饮停蓄胸咳痛，

肺虚汗出气短微、痰挟瘀热腥臭浮。

面白怕冷右寸虚。十、大肠寒证

阴虚盗汗颧红咯、肠寒腹痛手足冷。

咽痛音哑痰不多。泄如鸭粪稀便溏。

九、肺实证　脉象沉迟苔白滑。

肺实风寒气壅粗、肠鸣清冷尿白长。

胸满仰息脉滑如。十一、大肠热证

肠热便秘肛肿痛，
溏泄如酱腐臭多。
脉数舌燥尿短赤，
热伤血络便血拖。

十二、大肠虚证

大肠气虚肛出脱，
分娩用力直肠垂。
气虚下陷肠亦脱，
四肢厥冷脉细微。

十三、大肠实证

大肠实证胃移热，
腹痛拒按便不通。
暑湿或痢腹窘痛，
温毒脓血或成痈。

十四、脾寒证

脾寒腹常绵绵痛，

舌白薄腻泄泻清。

皮肤黯黄身浮肿，

脉象沉迟右关真。

十五、脾热证

湿热相蒸头身重，

胸闷食少疸易成，

热痢腹痛或乍止，

唇赤口甜粘沫凝。

十六、脾虚证

脾虚食少不消化，

腹痛喜按呕逆烦。

面色萎黄或浮肿，

倦怠嗜卧体瘦干。

十七、脾实证

脾实多由湿着留，

身体困重外湿求。

嘈杂易饥食亢进。　　胃热善饥或嘈杂。
气阻腹胀胸痞愁。　　津液消耗易饮多。
十八、胃寒证　　口臭龈肿腐溃血。
胃寒多见色白滑。　　食入即吐便结干。
呕吐呃逆冷痰涎。　　二十、胃虚证
脘满疼痛喜热按，　　胃虚胸痛或痞闷。
脉象沉迟见右关。　　恶食不化嗳气频。
十九、胃热证　　大便泄泻未消化，

津液不足噎膈成。

二十一、胃实证

胃实阳明腑实证，腹痛拒按便不通。
宿食不化腹胀痛，吞酸嗳气泄泻同。

二十二、肝寒证

肝寒证多在下焦，筋脉收缩痛引睾。
或为疝气少腹痛，呕吐涎沫逆气潮。

二十三、肝热证

肝热本旺实证同，火炎目赤口舌红。
下行咽痛尿淋血，刑金咳血骨蒸出。

二十四、肝虚证

胁虚汗出气微短、
脉多弦细筋拘挛。
肢体麻木爪甲坏，
头晕欲倒阳气然。

二十五、肝实证

肝实易怒或吐血、
胸胁胀引少腹痛。

脘腹疼痛吐酸水、
风动强直角弓成。

二十六、胆寒证

胆寒清阳不能舒、
头昏呕吐脘闷如。
夜寐不眠苔滑腻，
痰浊不化相火濡。

二十七、胆热证

胆热口苦怒易发，
往来寒热寐不安。
目眩耳聋肝证合，
挟湿黄疸懊憹烦。

二十八、胆虚证

胆虚病变与肝符，
头昏目眩易模糊。
主证不眠常畏怯，
喜卧长叹气始舒。

二十九、胆实证

胆实易怒胸满闷，
胁下胀痛转侧难。
面色如尘肤不润，
两侧头痛锐皆探。

三十、肾阴虚证

肾阴虚即真阴损，

耳鸣齿浮腰腿痛。
肝亢耳聋头目眩、
咳血盗汗肺灼金。

三十一、其二、
水火不交济火上炎、
心神不安神欲眠。
腰腿萎软或阳萎、
遗滑常似耳鸣蝉。

三十二、肾阳虚证
肾阳气虚精不摄、
滑精阴冷阳萎成。
不能化水水停聚、
食淡尿少浮肿形。

三十三、其二
不运脾土五更泻、
口渴尿多成肾消。

不能运气气上脱，

欬逆额汗命不饶。

三十四、膀胱实热

膀胱主经在小便，

湿热停留尿赤黄。

溺涩发热异常臭，

淋涩疼痛砂石藏。

三十五、膀胱虚热

肾阳不足膀胱虚，

小便不禁或自遗。

不利因而发浮肿，

面热发黑肺热移。

三十六、上焦见证

上焦虚寒肿不宁，

短气不足语无声。

实热口渴胸臂闷，

舌干咽肿嗽汗倾。　腹满肢肿尿遗清。

三十七、中焦见证　实热二便不通利。

中焦虚寒腹痛鸣，　瘀血脓血肿满成。

洞泄腹满并腹胀（喜按软）。

实热腹满并腹胀，

不吐不下喘急横。

三十八、下焦见证

下焦虚寒泄不止，

~~津液不足噎隔截。~~

第七章 诊法

第一节 八纲

一、八纲之概念

八纲阴阳和表里、
寒热虚实各有分。
阴阳分类表里位
虚实清良寒热清。

（一）、阴阳

一、阴证

面色神微舌嫩滑、
呼吸气短语声低、
食减恶寒大便溏、

脉象沉微细且迟。口燥咽干心燥烦。

二、阳证　　　　头昏眼花耳鸣甚，

面赤色红唇燥裂，骨蒸盗汗梦遗看。

语声壮厉呼吸粗。

四、阳虚

身热口干尿短赤；阳虚口和唇舌淡，

脉象洪数与大浮。自汗头眩嘈饥不浪。

三、阴虚　　　　腹大胫肿五更泻，

真阴不足火时炎，阳萎精冷足满膝。

五、阴亏

面色颧赤唇若丹、

咳嗽盗汗五心烦。

体倦肢痠时潮热、

脉数无力舌上干。

六、陽盛

阳盛壮热或潮热、

烦燥大渴饮不停。

大便秘结语狂乱，

沉数洪大脉更真。

七、亡阴

亡阴最热手足温，

肌热汗热味咸呈。

口渴喜凉气粗壮，

脉象洪实是亡阴。

八、亡阳

亡阳恶寒手足冷。
肌凉汗冷味淡粘。
气微不渴喜饮热，
微数而空脉象探。

九、阴阳死与生

阴证阳脉见可生。
逆冷惟躁治不能。
阳见阴脉直视死，

利止发热阳气存。

(二) 表里

一、表证

表证邪气自外侵，
发为寒热头身疼。
恶寒风自汗或无汗，
舌苔薄白脉浮轻。

二、里证

邪气内传或内伤，口苦苔滑脉象弦。
里证发现变须防。

四、表证入里

外邪传里多化热，表证入里初呈胸，
内伤为病脏腑详。呕恶满闷食不终。

三、半里半表

若见干渴和烦燥。
邪不在表不在里，腹痛自利里也凶。
半表半里胸胁间。

五、里证出表

往来寒热心烦呕，里证出表病转轻。

烦燥满闷证渐平。

或见痧疮或斑疹，

发热汗出疹達生。

六、表里兼病

表证表寒或表热，

表虚表实表现多。

里证同样亦如此，

寒热虚实看如何。

七、表里同病

表里同病亦数端，

表寒里热或热寒。

表实里虚或虚实，

寒热虚实或俱看。

（三）、寒热

一、寒证

寒证不渴饮喜热，

手足逆冷面色白。
小便清长大便溏，
舌苔白滑见迟脉。

二、热证

热证饮冷水能消，
面赤烦燥热时潮。
小便短赤大便结，
舌苔黄糙脉数高。

三、上下寒证

寒证上见多噎膈，
饮食不化胀呕逆。
下寒腹痛肢寒冷，
大便鹜溏或疝兼。

四、上下热证

上热头痛多目赤，
牙疼齿痛渴势张。

下热腰足常肿痛，
大便秘结尿深黄。

五、真热假寒

真热假寒肢反冷，
内证气粗舌黑黄。
咽干口燥烦谵语，
尿赤便结或流劳。

六、真寒假热

真寒假热情两种，
格阳代阳各有因。
阴盛于内格阳外，
阴竭阳越阳上奔。

(四) 虚证

一、虚证

虚证精夺正气虚，
色惨神衰气短如。

自汗常出或遗泄，
饥不饮食腹不舒。

二、实证

实证邪实病初期，
恶寒无汗病在肌。
若是传里扰肠胃，
腹满便秘里证知。

三、气虚

气虚倦怠食常少，
自汗心悸头昏眩。
短气懒言语声低，
肠痛脱肛子宫垂。

四、气实

气实胸脘常痞闷，
痰多喘满息摇肩。
吞酸嗳腐大便结、

瘀而不畅气不还。

五、血虚

血虚实血精气少、

唇淡色萎面白苍。

心烦少眠肌肤涩，

脉细夜热汗淋漓。

六、血实

血实多由瘀蓄成，

肢体三焦证各分。

身痛筋挛胸胁痛，

大便色黑如粒入。

七、真虚假实

真虚假实病七情，

饮食劳倦酒色及。

反见身热或便秘，

虚狂假斑须细说。

八、真实假虚

真实假虚病久留，
病久致羸从本求。
病本本除缓图补，
反益病邪实堪忧。

第二节 四诊

四诊意义

（一）、望诊

一、望神

运用视觉察病情，
神色形态首先行。
神是神气综合体，
萎靡活跃判死生。

二、色泽

色分青赤黄白黑，
泽指荣枯鲜晦言。

新病鲜荣久枯晒。

隐隐微黄欲愈看。

三、形态

形态联看识病情。

肥多中风瘦荣成。

诸狂欲走热传变。

循衣理线已散神。

四、面色

面色见赤多属热。

黄色呈现湿热多。

白色亡血虚寒象。

青者寒痛阳不和。

五、望目

目赤为热黄为湿。

若见红丝阴虚加。

痰热内闭目睛定。

肝火内动目视斜。

六、舌体

舌宜柔和忌强硬、

伸出内热颤动亏。

木舌黑舌心火燃，

吐舌赤舌儿病危。

七、舌形

干薄腐燥多属实、

浮肿娇嫩虚象姿。

湿热素重经杂厚、

舌上无苔胃气微。

八、红舌

淡红无苔心脾虚、

鲜红热极阴液微。

尖赤心火边肝热，

小红柔嫩干伤津。

九、绛舌

绛为深红热传营。

舌绛中干心胃焚。

绛而粘腻痰浊涉。

绛而光亮胃液倾。

十、紫舌

紫而肿大酒毒冲。

紫色晦暗瘀血容。

青紫滑润中肝肾。

紫黄干燥热毒清。

十一、蓝色舌

蓝能生苔伤未甚。

光蓝无苔病极危。

蓝缴不满郁不鲜。

滑腻中蓝有饮邪。

十二、白苔

薄白不滑感风寒、

白滑粘腻内湿痰。

白滑寒盛厚化燥、

白中带黄里渐传。

十三、黄苔

黄苔属里郁入初。

深黄滑腻湿气糊。

黄燥黑刺气阴竭、

姜黄榴花土败象。

十四、灰苔

灰软黑嫩寒热装、

传经阳热直中阴。

舌灰狂瞑均蓄血、

灰黑滑润侮土形。

十五、黑苔

白苔见黑邪热传、

黑而滑润则虚寒。
黑而燥裂津枯竭。
尖黑无苔病危难。

十六、死证苔

镜面沙皮与指腰。
荔肉火柿或烘糕。
舌卷舌僵病危极，
雪花瓣纹命不饶。

十七、望鼻

鼻如烟煤毒热深，
外感涕流别浊清。
鼻孔扇张邪肺腑，
病久加喘肺终形。

十八、口唇

口唇赤肿干热极。
淡白血虚鲜阴亏。

口唇青紫滞瘀血，
唇青舌卷命不支。

十九、望齿

齿燥如石胃热极，
燥如枯滑肾阴亡。
齿龈黄厚湿热臟，
牙紧齿断风痰伤。

二十、四肢

手足拘急多寒凝，
手足抽搐痉热深。
足软不痛证为萎，
肢节疼痛痹已成。

二十一、爪甲

阴虚有火甲鲜红，
淡为虚寒白血空。
按之回红久亦治

爪甲青黑证属凶。

二十二、皮肤

皮肤色黄属湿家，
天花齐出水参差。
班片疹粟水晶痦，
麻疹渐次咽痛痧。

(二)、闻诊

一、声音

闻诊首先在声音。
言语呼吸咳嗽听。
呃逆呕吐和嗳氣，
结合临床各病门。

二、氣味

闻诊其次闻氣味，
尸气腐气与汗氣。
热臭食酸鼻渊腥，

天气奇異食停滞。生活习惯要健康、

（三）、问诊 精神环境顺逆详。

一、地区 五味偏嗜关脏气，

问诊首先问地区，气血怫郁另加良。

西北用温南凉除。三、病变

蚕桑地区病黄胖，头痛寒热表病多、

臌胀江岸与滨湖。吐利逆冷里不和。

二、环境 突然一转变须参考、

最防内陷变沉疴。无汗表实有汗虚。

四、寒热

阴虚盗汗阳自汗。

恶寒发热病在表，黏汗如油绝脱虞。

恶热不寒里渐传。

六、问头

阳虚轻微阴掌热，头痛部位分之经。

肾虚背冷膊肢寒。内伤向渴有眩昏。

五、问汗

眩实痰阻虚肝扰。

汗分有无多少时，头胀湿重脑虚饮。

七、问身

身痛不休是寒邪，

挟风走窜痒不移。

虚见手足麻风兆，

身重如山病已危。

八、问大便

大便结热清稀寒，

色黑如胶瘀血看。

下陷不利里急热，

旁流脐腹痛不安。

九、问小便

小便热黄寒白清，

频数自遗气虚寒。

溲涩湿热长自愈，

茎中刺痛血为淋。

十、问饮食

飲食可知胃腸情。
不缺飲食異證形。
多食易飢胃熱熾，
胃喜冷飲腸熱形。

十一、口味

心膽口苦肝熱酸，
肺熱腥臭胃熱盛。
胃虛濕冷味皆淡。
五味所嗜臟氣看。

十二、胸腹

胸腹痛疼三焦分。
實痛拒按虛痛迎。
腸鳴濕滯綿綿診，
瘀多刺痛蚘有根。

十三、問耳

暴聋属实久聋虚，反不口渴须变清。
邪火蒙蔽湿病居。

耳虚听鸣多眩悸。

胸闷纳减病有余。

十四、问渴

大渴便冷里有热，
渴喜热饮湿寒凝。
热为湿过或血分，

十五、妇女

妇女遇病问经期，
婚否问孕应早知。
忽然停经须防孕，
带下虚实要充疑。

十六、小儿

小儿有病不能言。

只以家属问根源。一般胎产与调经、
吐泄下血或偏嗜，过去现在变须清。
曾否麻豆或先天。忽是洪大经将临、

十七、妇女察脉变证

凡脉弦紧属实门。
妇女察脉变病情、左寸滑动知有孕、
婚否孕否宜先问。两手搏指滑方真。
右大尺实常无病、一月一行为经信、
左脉微涩血虚闭。或前或后皆有困。

先期而至为血热，日久不止冲任损，

后期而至虚寒侵。先后无定肝郁成。

经前疼痛为气滞，凝块血瘀或气滞，

行后而痛血虚说。倒经吐衄血妄行。

经如黄水血不足，白带稠黏臭属热，

淡白为虚或痰凝。寒带虚寒稀白臭有腥。

淋漓不断为漏下，妊娠呕吐为恶阻，

忽然大下是血崩。腰腹痛甚胎欲坠。

恶露不净气血损、紫为有热红伤寒。

腰腹块痛瘀有根。黄主伤脾黑中恶。

简要常识须记取、青主惊风白是痫。

在回(向)专科去问津。面容皖白唇色淡，

十八、看小儿指纹变证

多属阴虚责培元。

小儿指纹有三关。舌上起晕唇有点、

分为风气命相关。又属虫积蚘虫占。

红黄相间无病象，弯外向大为外感。

弯内向中食与痰。证候险恶命危难。

指纹显露病在表、

（四）、切诊

指纹半沉入内传。

一、脉诊部位

指纹推之若沉滞、诊脉部位取寸口、

风热多与食痰兼。三部九候举按寻。

纹见风关轻勿虑、三部分排寸关尺、

纹见气关重病焉。九候各部浮中沉。

若见命关将危甲、

二、左诊

左右三部分脏腑，此是一般之分配。

左寸胸中心与居。

左关肝胆左尺肾。

小肠膀胱肾腑余。

三、右诊

右寸膻中与肺位。

右关之脉即脾胃。

右尺命门与大肠。

四、脉名

浮沉濡弱芤牢革。

细微散伏代促结。

迟数缓急弦紧洪。

长短虚实动滑涩。

五、脉象分别

脉象主论分三类。

形状至数与部位。
部位十二至数七。
形状九种细寻味。

六、部位所统

沉在筋骨浮皮毛、
无力濡弱有革牢。
筋骨不见脉为伏、
中取无力芤脉昭。

七、三部所见

三部无力是为虚
散脉无力形散漫。
微脉似有又如无、
三部有力为实脉。

八、至数所统

六至为数三至迟、

七至为疾四缓知。

缓止为结数止促，

止有定数代脉究。

九、形状所统

滑脉如珠涩滞艰，

弦直细劲紧转弹。

细脉如丝洪来盛，

長余頭短只动豆看。

十、部位主病

浮多六淫病在表，

沉为里病主七情。

芤主失血伏深入。

革伤精血牢寒痛。

濡是阴虚弱阳厥，

微主亡阳散命倾。

虚为气虚或伤暑，

实则邪盛火逆成。

十一、至数主病

迟属阴寒多在脏、
数主腑热属于阳。
缓不主痛是则湿、
疾属阴竭命必亡。
结为积滞闭于内、
促脉属火气分伤。

代主气衰病已恶、
妊娠三月却无妨。

十二、形状主证

滑主痰饮或邪盛。
涩为血少或伤阴。
弦主肝郁亦痰饮、
洪为火亢热邪成。
紧属寒邪或痛证，

细灼血衰虚劳真。

十四、怪脉

长为有余短不足、

脉象反常即怪脉

动属痛证或受惊。

雀啄屋漏与弹石。

十三、兼脉

鱼翔虾游和解索。

脉少单见病必兼、

加以釜沸数为亡。

脉兼病既不定然。

十五、触诊

寒多浮迟热浮数、

触诊古有说纷纭、

如此推之各有端。

肌表手足胸腹行。

更以虚里变宗氣，
从外和内练演精。

第八章 中医治病法则

一、八法的概念

治病八法首为汗、
吐下温清和补消。
有时病变情复杂，
还宜並用效果高。

二、汗法

邪在肌表用汗法、
辛温辛凉两类型。

表寒表热须兼顾、水肿疮病疹亦行。

三、吐法

吐法治病不常用、用之得当剧转轻。痰壅食积或中毒，才到肠中吐能平。

四、下法

邪在肠胃用下法。寒下温下缓峻分。水停痰热瘀血积，病势缓慢别重轻。

五、和法

和法内容主要三：和解邪在表里间。肝脾肝胃调和用，协调上下热与寒。

六、温法

真阳不足体素虚，
选用温法病可除。
温中回阳分两类，
补火生土胃亦舒。

七、清法

清法热在气营血，

辛凉苦寒和咸寒。
热灼伤阴决不制，
还须养阴与泻南。

八、补法

人体虚损须用补，
气血阴阳五脏分。
补母生子或正补，
峻补缓补各酌情。

九、消法　年龄性别与情志、
消散消磨消法、　气候地区注意调。
痞瘕积聚病有形。
渐消缓散能达到、
气血饮食是所困。
十、变法
八法之外有变法、
正治反治从本标。

第二部分

药性详解

常言道：药有酸咸甘苦辛五味，又有寒热温凉四气，及有毒无毒、阴干暴干、采药之时月、生熟、土地所出真伪等理论。但实际应用中，还远不止这些。中医中药理论之深入，不是一天二日就能学会的。必须的有尝百草，悟其性，知其根，知其味的刨根问底的精神，并结合行医实践，拜师学艺，方能真正的学习好中医中药。

中药的形状、产地，炮制方法等诸多因素，都可以产生不同的药性。同时，药物的配伍不同，也会增加或消弱其药性。如：青礞石、化红皮、荔枝核，皆秉东方木气，或能平肝，肝以行痰。或能散肝以解郁，故以广东产者佳。川贝母、生石膏、桑白皮，皆秉西方金气，能制肺降痰，或清肺去热，故以川西产者佳，此属于地理与产地之分也。

夏枯草生於冬末，长于三春，正得水木之润化，得之水木之氣，遇夏而枯，其氣退谢，故能除肝胆经之火。款冬花生於冬月冰雪之時，坎中含阳，故能利痰止咳，引肺中阳之下行，此属於天時者。特甘草入脾，不生于河南，而生于甘肃。半夏化痰，得燥金之氣而无涉于夏令，如此论之，各药均有其特性，熱性则而。

一、甘味药物之解

甘味之药俱归脾经，然甘味之药诸多，或正入脾胃，或兼入四脏。盖得甘之正味者方入脾。若兼苦兼酸或兼辛，则皆甘之间味，能走四脏。故甘草纯甘，能补脾之阴，能益胃之阳。或生用，或炙用，或以和为百药，无所不宜。**山药**甘而带酸，故补脾而兼入肝肺。白术甘而带苦温，和肝气以伸脾气。黄芪甘而有汁，生津。莲米甘而带涩，能止利。赤石脂粘涩，味甘，则能填补止泻。禹除粮甘而微咸，则能补正涩清。若以蓄物而论，牛肉甘温，大补脾胃。羊肉虽甘而有膻氣，则补脾兼补肝。猪肉虽甘而兼咸味，则滋脾兼润肾。更以诸果而论，大枣纯甘，亦补脾胃。梨甘而富含水津，则润脾肺。荔支甘而带酸，则温肝脾。是则甘味皆入脾，更必审其所兼之别味，方能主治方详。

二、苦味药物之解

苦为火味，而味苦者的不補火，反能泻火，则以物极復。阳极阴生也，这是哲理，这一点我在新疆师炎疫情防治中均有体会。故黄连之味正苦，清热燥湿，泻火解毒。栀子味苦归心包，入心经，泻包络之火。连翘微苦质轻扬，清上焦之火。黄芩中多虚空，泻三焦之火。龙胆草、胡黄连苦而坚涩，兼水木之性，皆泻肝胆之火。惟胆草根多深细，又兼降利。大黄苦而形大气烈，则走脾胃，下火更速。花粉色白，苦而有液，则泻火之功较轻，而生津之力却重。元参色黑，苦而多汁，则泻火之功少，而滋肾之力多。丹皮色红味苦，则清心火而行血，青黛色青味苦，则清肝火而熄风。总之，得火苦味者皆得水之寒性，遍能泻火。遍观中医中药，自无不明，其有故纸、艾叶、巴戟、远志等味苦而能补火者，必微苦而犹存火之本性，且必带辛温，不纯苦也。

三、辛味药物之解

金性主敛，而辛存金味，皆主散不主敛，此药之气味，有体有用，相反而实相成也，故得金之味者，皆得木之氣、木气上达，斯主散、木之氣温，斯去寒、木之氣宣，斯去闭。薄荷辛而质輕，氣极輕物，輕者則气浮而走皮毛以散風寒。扬則氣升而上头目，以去風寒。辛夷花在树梢，其性极升而味辛气散，故能散脑与鼻间之風寒。荆芥性似薄荷，故能散皮毛，而质味比薄荷略重，故能入血分散肌肉。羌活、独活根极深长，得黄泉水氣而上升生苗，味辛氣烈。故入太阳经，散头项之风寒。独活黑色，兼入少阴以达太阳，故能背脊之风寒。防风辛而味甘，故入脾散肌肉之风寒。因紫苏而旁及之。苏枝四达，则散四肢，苏梗中空有白膜，则散腹中之气。苏子坚实，则下行而散肺气以降痰。同一辛味，又有根、枝、子、叶之不同，更须视其轻重，升降之性，以别其治矣。

四、酸味药之解

与辛味相反而亦相成者，则为酸味。以性散而独味酸主收也。五味子酸敛肝木，故主咳逆上气。五倍子则性味略浮，专主敛肺。白芍为春花，味酸，故主敛肝降火行血。

山茱萸酸而质润，故主入肝，滋养阴血。乌梅极酸，能敛肝木，能化蛔虫。至若酸主敛收，而酸之极者，又能发吐，则犹辛之主升散，而辛之极者，则主温降也。物上极则反下，物下极则反上也。观仲景大小柴胡汤，治肝火之吐逆，吴茱萸汤治肝寒之吐逆，知凡吐者必挟肝木上达之气，则知导之使吐，亦必引其肝气上行。故二矾极酸，变为涩味，酸则收而引津，濇则遏而不流。肝气过急，反而上逆，方能发吐，且胆矾生铜中，有酸木之味，而正得铜中金收之性，金性缓则能平木氣而下行，金性急則能遏木气而上吐，金木常变之理，可以参考。

五、鹹味藥物之解

如前所及，則鹹得水味，当得火性，然一旋覆花鹹而潤降痰火，皆得鹹味。泽瀉鹹而利湿热，昆布、海藻鹹而清肝火，芒硝、寒水石鹹而瀉脾火，皆得鹹之味也，其水之性，則未尝反得火之性也，盖味之平者，不離其本性，味之极者，必变其本性。如微苦者有温心火之药物，而大苦则反寒；故微咸者秉寒水之气，而大咸则变热，离中有阴，坎中有阳，理固然也。旋复花微咸，滴露而生，得金气多，而水气少，能利润肺金。昆藻微咸，生于水中，其质柔水木二气，能清火润肝，但不能作纯咸论之，亦不能作咸极变化之性论。若夫童便本能滋阴，而煎作秋石，则锻炼已甚，是得水之味，已具火之性。

六、升浮药物之解

内经云：积阳为天，积阴为地。天食人以五气，地食人以五味。故药之本于阳者，以气为主，而上行外达，升而发浮，能走上焦以发表。本於阴者，以味为主，而内行下达，降而气沉，能达下焦以行里。此升降浮沉之所由也。然薄荷、辛夷、麻黄、桂枝、生姜、柴胡、白头翁、升麻、菊花、连翘、银花、苍耳子、青蒿、炉甘石、海浮石，皆为升浮之品，而其间各异，不可不辨。薄荷、辛夷同一辛味，气皆轻清，而形态不同。薄荷、细辛丛生不止一茎，故能四散，又能升散巅顶。辛夷生于树梢，花朵尖锐向上，故专主上达，散脑与鼻孔之风寒。麻黄虽一茎直上，而其草丛生，与薄荷相近，故能上升，又能外散。惟薄荷得天气之轻扬，而味辛兼得地味，故也入血分。若麻黄则茎空直达而上，且无火味，纯得轻扬之气，故专主气分，透达周身上下之皮毛。桂枝辛味较厚，入血分，散血脉肌肉中之风寒。生薑土中之根，辛味独胜，则兼能降气，虽其气升散，而与麻桂之纯升者不同，柴胡、白头翁皆一茎之上，花皆清香，故能升发郁结。惟白头翁无风独摇，有风不动。採于秋月，得金木交合之氣，故从肺金以达风木之氣，功在升举后重，而止痢疾。柴胡一茎直上，采于夏月，得水木之气味，故从中土以达木火之氣，功在透胸前之结。升麻味甘，能升脾胃之气，则因根中有孔道，引水气上达于苗。然一不似柴胡苗叶，遂无四散之性。银花、连翘、甘菊味清而质轻，故能升清氣，清上焦头目之热，然无散之氣，故不主散。若青蒿、苍耳皆不辛散而能至散者，如青蒿枝叶四散，而味苦，遂能散火。苍耳轻扬有芒，遂能散风。炉甘石、海浮石，质皆轻浮。然究系石體，沉中之浮，故不能达表上巅。而止能散肺胃痰火之结。凡此皆举其浅显者，苟能神而明之，一隅三反，进乎境矣。

七、降下药物之解

此言乎降，则芒硝、大黄、巴豆、麻油、蓖麻子、葶苈、杏仁、枳壳、厚朴、陈皮、槟榔、沉香、茄楠香、薏苡仁、泽泻、車前、茯苓、射干、貝母、旋覆花、木香、桔核、楂核、荔枝核、等。或降而收散，或降而攻破，或降而滲利，或入血分，或入氣分，亦可以写。大抵降者皆得地之味，味厚者其降速，味薄者其降緩，而合之形质又有輕重之别。芒硝味咸，能耎坚，下氣分之热，以其得水之阴味，而未得水中阳气，故降而不升。大黄苦寒，得地大之阴味，则能退火，去下血分之结，而与芒硝不同。然巴豆辛热，与大黄相反，亦主攻下，则油滑之用，非辛热之力。如胡麻油、蓖麻子皆能滑利，下大便，通上下之气。但麻油不热，则其行缓。不辛则氣不走竄，故大便缓。蓖麻子味辛氣温，是有氣以行其油滑之性，故其行速。巴豆与麻油、蓖麻同一滑性，而大辛则烈，大热则悍，以悍烈行其滑利，故剽劫不留。葶苈有油味辛，与巴豆相似，味苦又与大黄相似，是一物而兼二者之性，故大泻肺中之痰饮脓血，性极速降。若杏仁亦有油，但得苦味而无辛烈，则降而不急矣。再观所入脏腑，葶苈、杏仁色白入肺，枳壳、厚朴木质入脾。

陈皮辛香，故能上达于肺。枳壳不辛香，则不走肺，厚朴辛香而其气太沉，则亦不走肺。槟榔为木之子，其性多沉，故治小腹疝气。沉香木能沉水，味又苦降，又有香气行之，故性能降气。茄楠香而味甘，则与沉香有别，故茄楠之气能升散，而沉香之气专下降。服茄楠则嗳气，服沉香则失气。一升一降又殊，夫降而沉者味必苦，质必重。降而散者味必辛，气必香。降而渗利者，味必淡，气必薄，故苡仁、泽泻、车前、茯苓，皆味淡气薄，不能行在上之清竅，而行下竅以利小便。至於降气更須分三焦，盖降药多沉，未有不由上焦而下者。故赭石能从上焦以墜镇。檳榔能兼利胸膈。大抵氣味重且速者，直达下焦而不兼利上焦。氣味轻且缓者，皆能利上焦。葶苈泻肺，杏仁利肺。射干微苦，利喉中痰。厚朴花性轻，利膈上气。川贝母性平，利胸肺之痰气。旋覆花质轻，润肺降痰。陈皮气味不重不轻，故可降上焦，可降中焦。惟木香气浮味沉，上中下三焦皆理。他如性之重者、桔核、楂核、荔枝核、皆主治下焦之病。性之速者、如大黄、巴豆、牛膝、则直走下焦、此同而不同之点、全在体认以类得之、结合实践而用药。

八、根、实、叶、茎、药用之区别

药有根实叶茎之殊。根主上升、故性多升、实主下垂、故性多降、茎身居中、能升能降、故性多和、枝叶在旁、主宣发、故性多散。是以根、如升麻、葛根、黄芪，或大或深，皆主升达。惟葛根气实，则生津，而不升气。升麻根空，则升气而不升津。黄芪根亦虚松，但味厚则升而能补。升麻味不厚，则升而不补。实如：牵牛、车前，皆蒹降利。荔枝核、楂核，皆主降散。砂仁、蔻仁，味甚辛而究在温中以降气。柏子仁、枣仁，功甚补而要在润心以降火。茎如：藿梗、苏梗，气味和平，专主和中。惟藿香味甘则和脾胃，紫苏味辛，则和肝~~肾~~肺。叶如：荷叶能散皮肤之热。枇杷叶能散血分之寒。竹叶能清肌肉，荷叶能散风邪。然牛膝用根亦主下降，则因根既坚实而形不空，无升达之道。味既苦泻，而气不发，无升发之力。苍耳、蔓荆用子亦主上升，则因苍耳有芒而体轻松，蔓荆味辛而气发散。葱白、木通用茎，亦偏升偏降。则因葱白中空，气味轻清，遂主宣散。木通藤蔓而气味苦寒，遂主通泄。枇杷槐树用叶，亦或利或清，则因枇杷叶禀金水之气，而性潜。槐叶得秋金之气，而性凉。是则辨叶之时，又须视其形色与气味，更须视其力所专重而后用之。古多中肯，有非笔墨所能尽者。

九、首、尾、节、芽、刺、皮、心、汁、筋、瓤药物区别

药物更有用首、用尾、用节、用芽、用刺、用皮、用心、用汁、用筋、用瓤，其意无他。只取药力专注之处，此与病相得而已。用首尾者，如：当归，首之性升，故主生血；尾之性降，故主行血。地榆首之气味厚，故行血更有力；尾之气薄，

故行血之力轻。用节者，以其形似。如松节治人之骨节，牛膝利人膝胫。用芽者，取其发泄。如麦芽不能疏利，发芽则其气迅速。谷本不能行滞，发芽则可以疏土。用刺者，一取锐利攻破。如皂刺是一取钩曲和散。如钩藤是用皮者，取以皮走皮。故姜皮、茯苓皮、柽柳皮，皆治皮肿。用心者，取以心入心。故桂心、莲子心、竹叶心，皆治心脏。用汁者，或取象人之水津。如梨汁、竹沥，以去痰饮。或取象之血液。如藕汁、桃胶，以清瘀血。用筋用瓤者，如续断多节，故续绝伤。杜仲多膜，故坚筋骨。竹茹象筋膜，则清络脉之热，以和血。瓜蒌象膜隔，则散胸膈之结，以理气。桔梗皮、腹毛有似人腹，故二物又治大腹之气，皆取其象也。各物略有不同，则在气味各别，因而各归其脏。主经亦异，难以尽举，当通观之。

十、动、植、矿之区别

昔人于药物多称为本草，神农以本草名经。实其先例，是药物似以草木尚矣。然而金石禽兽、昆虫、鱼介，莫不属之。则以草木虽备五气，终得木气之偏，于人之五脏六腑，气化或未尽合，不得不借金石禽兽昆虫鱼介以济之，所以然者，草木植物也，昆虫动物也。动之性本能行，而又具攻性，较之静而不能行者，力胜也。故龟甲攻破肝气，去癥瘕。穿山甲攻破瘀脓，去坚积。水蛭除瘀血之积。䗪虫行上下之血，皆非植物所及。然而植物之性，亦含动物机，求其绝对镇静者，欲为金石，故凡安魂魄，定精神，填塞镇降，又以金石为要。如：金箔入肺，敛肺气以收止心浮。硃砂入心借填补以止制心神。赤石脂为除粮石中之土，又具涩性，能填涩肠胃。铜为石中之液，能入血分，擅接续骨，又为动植所不逮。至於禽兽血肉，与人相类，多能补益。猪肉性平，则专滋燥。牛肉性温，则补脾胃。鸭得金水之性，则能滋肺。鸡得木火之性，则能温肝。鹿得阳气，为壮阳补精髓之圣药，龟得阴气，为益阴滋心肾之妙品。更能独擅胜场。是植动物之俱入药饮。正如为医者之善於活学活用，可以见矣。

十一、分经用药之法

古人分经用药考源仲景用药之大法，故伤寒论以六经括病，实治病用药之一定门径，惜后人以麻黄入太阳（膀胱）经，粉葛入阳（胃）明经，柴胡入少阳（胆）经，白芍入厥（肝）阴，白术入太（脾）阴，细辛入少阴（肾）。拘守数味，未能尽妙，盖本於天地之六氣，而生人之脏腑，有脏腑然后生经脉，即有气化往来出入於其间，不单以经脉论，必合脏腑氣化经脉而共求药性之主治，始能洞彻微奥，且能更明分经用药，不仅在引经报使而已。此為於上述各节，已於寫其义，今再演而深之。如：肝为风藏，其经厥阴，与胆经同循而行。但分表里，俱由身侧上项入脑至巅顶。故凡柴胡、蔓荆能引少阳经者，皆能入肝经。以上於头而散风邪。苍耳有芒角，得风气所生，味苦质轻，故入肝经散头目之风热。钩藤有钩刺，上入肝经、然枝蔓，多主四达，故治筋脉之风痹。巡骨风、五加皮皆有毛性辛温，故能散肝经之风寒，去周身之痹痛。川芎气温，温者阴中之阳，恰是風木本氣，其气走竄，根性主升，故能入肝至巅頂以散風寒。然亦有性不上升者，而能上治头痛。仲景治头痛如破，用吴茱萸，以其速降肝胃之寒，而使之不上充於頭，则治脏腑而經脉自治也。又如，膀胱属於水，其經太阳。麻黄茎细丛生，中空直上，氣味清轻，故能通下焦之阳气，出於皮毛而泄汗。遂為太阳伤寒要药。或用羌活代麻黄，亦以根深茎直，引膀胱之阳以达经脉，惟味较辛烈，兼能去湿，不似麻黄轻清，直走皮毛。若阳氣不升，水停不化、用细辛以达水中之阳。附子以助水中之阳。则肾与膀胱为表里、治其脏而腑也治，不限于太阳本经药物。又如，脾为湿脏，其经太阴，湿为水火相蒸而成也。故治湿之药，其性皆平，须有水火兼治之力。茯苓、扁豆、薏苡仁，其味皆淡，是为利湿正药，湿甚则脾困。莲米、芡实微甘而涩，能收寒气，是为健脾正药。白术有油，以补脾之膏油，而油不黏水，故能利水，气香温，又能升发，使土气上达，遂为补脾正药。然湿兼水火之化，水化胜者为寒湿，则宜吴萸、苍术、桂枝、生姜，火化胜者为湿热，则宜黄连、黄柏、黄芩、龙胆草矣。胃属燥气，其经阳明，燥为水不济火之象，故用石膏以清其热，葛根以升其津。遂为阳明主药。然有火太甚而原燥者，则用芒硝以润燥、大黄以攻利。此攻下之是救津液，有津液则不燥，所谓釜底抽薪。又如胆属火气，其经少阳，火逆呕苦，黄芩为主，以苦而色绿，能直清胆腑。柴胡得木气透达，使火不郁，胆草苦而根多，使火不升，遂皆为少阳之药。其黄连与胡黄连，味均苦而所入不同者，以黄连得苦之正，故入心泻火。胡黄连得苦兼咸之变味，其质中空，因入肝胆。此则兼味所致。又如：肾属热气，其经少阴，元精石、寒水石得水气以清热。玄参、地黄禀黑色以制热，遂为主药。有用黄连、阿胶、鸡子黄者，以阿胶得阿井伏流之水性，能伏水中之阳，黄连大寒去热，鸡子黄滋补心液，乃填离清坎之法也。观此则分经用药，亦以形质色味而定。后人不能致意于此，徒执伤寒论六经之主方，以为引经之药，不过麻黄、葛根、柴胡辈。皆未明药理之言，能知乎此，不特引经之药，可以神会。而六气之治法，亦可左右逢源矣。

十二、六气用药法

虽然，六气中火热二气，最难分辨，往往有毫厘差之千里者，不可不加细析。夏月酷日，挥汗淋漓，此为热，天之阳也。燔柴炙炭，势若燔原，此为火，地之阳也。其在人身，少阴心肾系人之坎离。虽心属于火，正如天之有日，积阳而成。非若麗木则明，故少阴不名火而名热。更於此气实根於肾，由命门上交而成。故中心烦热，仲景出黄连阿胶之治。栀子寒苦，有皮瓤，象心包，豆蒸为豉，升肾阴，降心热，故中心懊憹，仲景又出栀子豉汤之治。其他连翘莲子形似心脏，专清心热，竹叶、寒水石、石膏均禀天水之氣，则治一切之热。惟火则不然，盖天之阳，在空中为热气，附于木则燃乎火，人之阳，在心中亦为热，附於血分则归包络，合肝木而为火。故大黄秉地氣，入后天血分，是治火之药。芒硝禀天气，入先天气分，是治热之药。紫雪丹不用大黄，而用石膏、芒硝、犀角、羚羊角、寒水石、金箔，皆本天水之阴以清热。牛黄清心丸，有大黄入血分，牛黄走膈膜，是入包络，本地火之阴以泻火也。又心肾阴虚则生热，天王补心丹用二冬、二地、人参、玄参，皆益水阴以济心中之热。骨蒸盗汗痨热，乃水气外泄，阳越而热，亦非火气。用地骨、丹皮、知母、黄柏、桑叶、阿胶、地黄、麦冬，清润收降。观此火热异治，不难洞然。本此用药，可以丝丝入扣。至于瘀血阻气，则阳不入阴，亦蒸热汗出，宜破其血，使得入瘀血中，但不壅热。桃仁、丹皮、为主，䗪虫丸、温经汤，化破血以通气，是为治热之变法典例。

十三、血病用药之法

外感内伤为疾病之两大纲领，以上所述，似属於外感方面，不易病因为出，理上一贯，故有专治时疫而不治调理症者，或有专调理症而不治时疫者，非昧人以专长，即医理未参透，今为御病明了计，姑述气血痰郁四者以为内伤一阳之举。血者由谷精化之汁，经心火鼓铸而成。其象为阳中之阴，其意为水交于火。观仲景复脉汤，既用胶地以滋水，又用桂枝以助火，不啻将生血之理，曲曲描出。故当归其味辛温，其汁油润，恰具水火二气，为补血正药。川芎辛温而无汁液，但能助火以行血。地黄有汁液而不辛温，但能益水而滋养血源。桂枝色赤入心助火。丹皮、红花、色赤味苦，即能泻血。其他如蒲黄生于水中，本属气分，能止血者，气行则血行，与白茅根利水行气而行血正同。是以吐血咳痰，以气逆水升，然后引出其血。用川贝、杏仁降气行痰，气降则血亦降矣。由是推阐，可得无量法门。凡气滞血瘀，寒热身痛，女子经闭不通，亦当行血中之气。香附、灵脂、元胡、郁金、川芎、降香、乳香为主。胎血下漏，必先漏水，宜升麻参芪以升补之，兼苎麻根以滋之，俱不言可喻。

十四、气病用药之法

滋生元气，莫如人参，扶达元气，莫如黄芪。气者水中之阳，水不得火，则气不化，火壮太盛，则气为耗，个中玄机，务宜明辨。故火衰过旺，伤其津液，则气虚而喘，五味、麦冬以润之。气泄而盗汗，生地、丹皮、地骨、龙骨以清敛之。气滞而便涩，苁蓉、当归、麻仁、杏仁以滑之。更如，肾阳有余，阴气不畜，喘欬，灵痨之证作。然大滋其阴。用熟地、龟板、玄参等，以水配火，不使壮火食气，斯为得之。若阳虚不能蒸水化气，则必助以温药。仲景肾气丸，有桂附，又有萸地，阴中之阳，遂为少火生气之主方。然其人本有阴寒，则又纯阴纯阳之品，乃能化耳。

十五、痰病用药之法

痰由水湿不化、凝聚而生，水湿之化根乎气，气与痰有密切关系，气寒则为痰寒，清而不稠，古名为饮，以补火为主，干姜温脾，是以土制水，附子温命，是以火化水，茯苓利水，半夏降水，皆为水饮正治之法。水停为积，先宜攻之。甘遂、大戟、芫花、行水较速，下后继以补养，之枣、白术、甘草培中最胜，脏热嗜酒，则生热痰，宜知母、射干、硼砂、花粉以清利之。然亦有饮酒停为湿痰者，宜砂仁、白蔻、半夏、茯苓以温利之。痰结心膈之间，非牛黄不能透达。痰滞肺络之内，非贝母不能润降。南星辛散，能散风，故去风痰。礞石燥烈，能下气，故降顽痰，这一点极为重要。风行气之药，皆能行痰，即行痰之剂，必兼行气。然见痰是气不化所生，药味殊多，不能枚举。

十六、郁病用药之法

痰是气不化，郁是血不和，盖血和则肝气舒郁，而不能郁抑，消遥散为治郁良方。能和血以达肝气。归脾汤用远志、木香、以行气。又用当归、龙眼以生血、治心脾之血以开郁。郁金能解诸郁。实则行血、以盆盛牲血、注郁金末，其血即分开。可见其逐血之力矣。故癥瘕血痛，必用香附、荔核、槟榔、茴香、桔核，纯是入血分以散气。莪蒁尤能破血中之气，故积聚多用之。若三棱入气分，则破积之用不如莪蒁。总之，积皆血中气滞，故行气用沉香、槟榔，行血兼用当归、川芎。血积则为寒，由桂、艾叶以温之。气结则为火，黄芩、黄连以清之。破积古方往往寒热互用，正以两行血气也。

十七、中草药物之炮制（炙）

药物炮制，为医者所必考，盖生用炮用，是以异其功效，特当分炮制者，凡於不经炮制，即不堪服用，未免失之偏耳。如：炙甘草汤取其益胃，则用炙而气升，芍药甘草汤取其平胃，则生用而气平。甘草、干姜、侧柏叶汤，其姜皆炮，则温而不烈。四逆、理中汤，其姜皆不炮制，则气烈去寒，一生一炮，有一定之理也。凡细读仲景书者，类能知之。又如：葶苈不炒则不香，不能散，故必炒用，行方时须加关注。苏子、白芥子、亦然，半夏、南星，非制不用，去其毒质。礞石必用火硝煅过，性始能发，乃能坠痰。山甲不炒珠，其性不发，鸡金不煅，其性也不发。左铜钱、花蕊石均非煅不行，乃世人不察，借此於言炮制。硃砂亦用煅，中空银水尽失。地黄用生姜、砂仁酒煮，反寒为温。童便煎作秋石，以为滋阴，实则反能发热。熟地烧炭则燥，安有滋热之功，殊属可哂，大抵性平之药，不可火制，以竭其力。猛峻有毒者，非制不堪用，且有制得其宜而功益妙者。如大黄直走下焦，用酒炒至黑色，则质轻味淡，能上清头目。清宁丸中九蒸九晒，则清润而不动下，可谓善于审量者也。今再与处方习用者言之。凡酒炒者则升提，姜炒则温散，用盐可入肾而软坚，用醋则注肝而收敛，童便除劣性而降下，米泔去燥性而和平。乳能润枯生血，蜜能甘缓益元。土炒者藉土气以补中州，麸制者抑酷性而勿伤上膈，黑豆甘草汤浸，并能解和中，羊酥猪脂涂烧，使其易以渗骨。去瓤者免胀，去心者免烦。用陈久则取烈性渐减，火性渐脱。新鲜则取其气味之全，攻效之速，其概要也。

十八、药物之反畏

药性之相反者，有如冰炭水火之不能相容，因是本草书中有十八反十九畏等说。十八反者，药性相反之最著者，凡十八种，如：半夏、瓜蒌、贝母、白蔹、白芨与乌头相反。海藻、大戟、甘遂、芫花与甘草相反。人参、沙参、苦参、丹参、细辛、芍药与藜芦相反，不可同於一剂之中。十九畏者，药性之相畏者凡十九种，如：硫磺与朴硝相畏，水银与砒礵相畏，狼毒与密陀僧相畏，巴豆与牵牛相畏，丁香与郁金相畏，牙硝与三棱相畏，川乌、草乌与犀角相畏、人参与五灵脂相畏、官桂与石脂相畏、亦不可於同一剂中。然甘遂与甘草反、而仲景有甘遂甘草汤、取其相战以成功、似也不可尽拘、惟吾人识力不及、总以避免为是耳。

第三部分

中医药物分論

第一章

发散药

发散风寒药

麻黄

氣味：辛苦温无毒、

归经：入肺膀胱二经

主治：发汗、去寒、宣肺。

用量：三分至八分。

杂论、性升属阳，为发汗之良品，散肺经壅遏之专药。

凡寒邪客於皮毛之間，致腠理闭拒，荣卫气血不行者，功能解泄实邪，惟用时不宜过量，以防汗多亡阳。若诸有汗、肺虚痰嗽、气虚发喘，阴虚火炎眩晕、及类中瘫痪，平素阳虚、腠理不密、阴虚下元不固、伤风六脉不浮紧者、均忌。

桂枝

氣味　辛甘温无毒

归經　入肺膀胱二经

主治　温肌經解肌和荣卫

用量　五分至钱半

禁忌 气薄能升、实表去邪，而无过汗伤表之患，

然性能动血、偏阳阴虚者忌之。

荆芥

气味 辛温无毒

归经 入肝经气分、兼入胆胃二经，

主治 发表、去风、理血、

用量 钱半至三钱

芥论

气味俱薄，性浮升阳，有寒能散，有热能发，痂疹之蕴于经络者，非此不能宣透。血液之失其常轨者，此不能归经，乃疏散药之入血分者。今人但遇风症，辄荆防并用，不知惟风在皮里膜外者宜之。若风入骨肉，则防风为主，非荆芥所能效，凡表虚有汗，血虚寒热，及头疼面赤，因于阴虚火炎者忌之。

紫苏

氣味　辛温无毒

归經　入心肺胃三經

主治　发表散寒理氣

用量　錢半至三錢

杂論　蘇叶之功用、偏于疏散，梗之功用偏于流通，俱走气分而能入血分。同陳皮、砂仁则行氣安胎，同藿香、烏葯，則温中

止痛，同香附、麻黄，则发汗解肌。同桔梗

枳壳，则利膈宽肠。同杏仁、苏子，则消痰定

喘。同木瓜、厚朴，则散湿解暑。但性香能泄

真气，凡阴虚之寒热头痛，及火升作呕者，均

忌。

升麻

氣味　甘苦平微寒无毒

归经　入脾胃二经

主治　升阳、散风、解毒。

用量　五分至钱半。

杂论　气味俱薄，能引阳气于最下之处，又能散最高之邪。凡胃虚伤冷者，郁遏阳气於脾胚者，非此不能宣发，故能引参芪以固卫气之虚，引石膏止阳明齿痛。引犀角以透血中斑疹。引葱白以散皮肤表邪。但上盛下虚、吐血、衄血、咳、嗽多痰、阴亏火动、气逆呕吐等均忌。

葛根

气味　甘平无毒、

归经　入胃膀胱二经

主治　解肌、升阳、生津、

用量　八分至钱半

杂论　阳明引经之要药，治清气下陷，虚妙

异常。惟多用反有升散太过，伤损胃阴之弊，若太阳初病时，未入阳明，或斑疹已见红点，夏月表虚多汗，忌之。

柴胡

气味　苦平无毒

归经　入肝胆心包、三焦四经

主治　升散退热，和里解郁

用量　八分至钱半

杂说　在脏主血、在经主氣、佐黄芩行手足少阳。佐黄连行手足厥阴。治外感宜生用、清肝脏宜熟用、有汗嗽者宜蜜水炒、内伤升气宜酒炒。惟虚人气升呕吐、或阴虚火炽者、慎用之。

细辛

气味	辛温无毒
归经	入心小肠二经
主治	开窍搜风，散寒。
用量	三分至八分
禁忌	气厚味薄，阳中之阳，虽入小肠与心，亦为肝肾血分药。故得当归、芍药、白芷、丹皮、藁本、甘草，能治妇科诸疾。然性过烈，多用令人头晕气虚。凡血虚内热、气虚有汗、火郁头痛发热咳嗽等切忌。

生薑

氣味 辛微温无毒

归經 入肺心脾胃四經

主治 散寒开痰止呕

用量 八分至钱半

杂说 能行脾胃津液、和营卫、调阳气、治寒呕尤

为要品。与大枣同食、益中而去湿。与芍药用、

温经而散寒。和半夏治寒痰、竹沥去热痰。惟目疾及痔疮人宜避之。

葱白

气味　辛平无毒

归经　入肺肝胃三经

主治　散寒活血通阳

用量　一钱至钱半

杂论 发散阻闭之寒邪，宣通上下之阳气，独擅其长，凡曾经得汗或表虚易汗之症当忌。

发散风热药

薄荷

气味 辛凉平无毒

归经 入心肺二经

主治 散风、去热、清头目、

用量 八分至錢半

杂论 解散上焦風热之良药，故善治头目咽喉及小儿惊風等病。然性香伐气，多服损肺伤心，阴虚发热、咳嗽自汗者忌之。

菊花

气味 苦平无毒

归經 入心肝脾胃肺胆大小肠八經

主治　散风热，清头目

用量　钱半至三钱

杂说　有壮水制火扶金抑木之功。善清上焦邪热。

可升可降。

牛蒡　大力子

气味　辛平无毒

归经　入肺胃二经

主治　除风散结泻热。注：现代医学发现其有增加免疫力功能，或可抑癌。

用量　二钱至三钱。现市上有牛蒡茶、牛蒡酒制剂。

杂论　疏散上焦之风热，透发筋结之壅滞，为咽喉麻疹等要药。惟性含滑利，宜于血热便闭，若气虚色白，大便泄泻，疮疡虚寒，痈疽已溃，俱宜忌之。

苍耳子

气味　甘苦温小毒

归经　入肺经

主治　散风除湿

用量　钱半至二钱

杂说　上通脑顶，下行足膝，外达皮肤，善发汗而散风湿，治鼻渊息瘜，使清阳之气上行，殊有功效。妇人血风攻脑，头旋闷绝，亦验。惟终属散气耗血之品，虚人忌之。

5、蔓荆子

气味　辛苦微寒无毒

归经　入肝胃膀胱三经

主治　散风热、利九窍

用量　钱半至二钱

杂论　专散上部最高之风热，若头痛目痛、不因风邪，而由血虚有火者忌之。

辛夷

气味 辛温无毒

归经 入肺二经

主治 散风热、利九窍

用量 八分至钱半

杂论 助胃中清阳上行，达于头脑，逐阳分之风邪，辛香走窜。惟偶感风寒而鼻塞者宜之。若头痛属血虚火炽，齿痛属胃火者皆宜忌之。

穀精珠

氣味 辛溫无毒

归經 入肝兼入胃經

主治 清风热、明眼目、

用量 錢半至三錢

禁忌 清热明目、功与望月砂相埒，而菊花之上，与水银结合，即成砂子，慎之。

檉柳

气味　甘咸温无毒

归经　入心肺胃三经

主治　去风、发麻疹。

用量　八分至钱半

杂论　开发疏散、兼解血分之毒、治风疹不能发出、或因风而闭者、殊有奇效也。

桑叶

氣味 苦甘寒、小毒

归经 入胃大腸二经

主治 除风、凉血、滋燥、

用量 钱半至三钱

杂论 性主肃降，功专清火、阴虚盗汗，用之亦验也。

另：沈黄弟师文曾傳秘方一剂，现附录之，望能有益於各位病人。

用霜桑叶一斤，炒熟去茎条筋，和炒熟黑芝麻一斤碾细搅伴匀。每次二调羹。大概二料可痊愈也。

此方专治高血压症，本人曾用於几十年，许多病例。

淡豆豉

氣味　苦寒无毒

归經　入胃肺二經

主治　发汗除烦热、

用量　二钱至三钱

杂论 苦泄肺、寒胜热、葱白则发表，得盐则涌吐、得酒则治风，得薤则治痢、伤寒直中三阴，与传入阴经。及热结胸闷，宜下不宜汗者均忌也。

蝉衣

气味 咸甘寒无毒。

归经 入肝肺二经

主治 宣肺气，散风热。

用量　八分至錢半

杂论　輕清之品，功在上焦，亦發痘疹，及治皮肤瘡疡。

發散風湿药

防風

注：防相当于水杨酸，故可治急慢两性关节炎，有特效，而防已亦堪煎用之。此为吾多年实践经验。

氣味　甘温无毒。

归经　入肝、大肠、三焦三经

主治　散风邪、逐寒热。

用量　一钱至二钱

杂论　散内外诸风，疏筋络寒湿之凝滞，得葱白则其力也胜，能行周身。惟肺虚有汗喘急、气升作呕、火升发嗽，及妇人产后血虚发痉、小儿泻后、脾虚则抽搐，均忌之。

白芷

气味　辛温无毒

归经　入肺胃大肠三经

主治　去风燥湿、排脓止痛、

用量　五分至一钱

杂论　阳明引经本药、惟燥能耗血、散能损气、阴虚火炽者忌之、

威灵仙

气味　苦温无毒

归经　入膀胱经

主治　除风湿、通经络

用量　八分至钱半

杂论　横行攻窜、能疏宣五脏、通行十二经络。用于积年风湿痼疾，大有殊功，然性极快利，善走不守，久服损气耗血，病非风湿或血虚作痛者忌之。

五茄皮

气味　辛温无毒

归经　入肝肾二经

主治　去风湿、壮筋骨。

用量　钱半至三钱

杂论　下部无风寒湿邪，而肝肾有虚火者忌之。

藁本

气味　辛温无毒

归经　入膀胱经

主治　通脑去风湿

用量　八分至钱半

杂论　性升而雄，太阳头痛必用之药。但温病头痛、伤寒阳症头痛，及产后血虚火炎头痛等均忌之。

羌活

氣味　苦辛温无毒

归經　入膀胱經

主治　发表胜湿

用量　八分至钱半

杂论　与独活略同，但羌入太阳，独活入少阴，羌活性燥而散，独活性專而达，羌活治上，独活治下，故邪风多用羌活，兼水则用独活，盖氣雄而散，味薄上升，能急走筋络，去寒散湿。昔人治劳力感寒，加于補中益气汤中，殊妙。疗效显著。清光緒，增補全圖本草備要有詳細說明。

天麻

氣味　辛温无毒

歸經　入肝經

主治　疏痰氣，治諸風濕痹。

用量 八分至钱半

杂论 去风良品，肝虚者宜之，若血虚无风，火炎头痛，口渴便闭者忌之。

海桐皮

气味 苦平无毒

归经 入脾胃二经

主治 去风湿、利血脉。

用量　钱半至三钱

杂论　去风逐湿，专入血分，通行经络，直达病所。倘腰膝等痛而不因风湿者忌之。

虎骨

气味　辛微热无毒

归经　入肝肾二经

主治　搜风，胜湿，健骨，补肌。

用量　钱半至三钱

杂说　专治骨节间诸痛，头风用头骨，手足诸风用胫骨，腰背诸风用脊骨，各以其类也，不可不记。惟筋骨疼痛，由血不足以养筋者慎用。

蝎（蠍）尾

气味　甘辛平有毒

归经　入肝经

主治　追风邪、定惊痫症。

用量　一对（完整）

杂论　治中风口眼歪斜、语言不利，半身不遂、手足抽掣挛等之要药。但窜散力甚，类似中风及小儿慢脾风等症勿轻用。

发散寒湿药

香薷

气味　辛微温无毒

归经　入心脾胃三经

主治　发汗、燥湿、

用量　五分至八分

杂说　辛散皮肤之蒸热，温解胸腹之凝结，上疏肺经，下利小便，乃夏月解表之药也，犹冬月之麻黄。但如元气素弱，饮食不节，以及劳役断伤，虽患中暑，不可轻用之。注：香薷辛温服之必吐，与杏仁、芩连同用则可不吐。

	苍术
氣味	苦温无毒
归經	入脾胃肺大小腸五經
主治	散風寒、燥痰濕
用量	八分至錢半
杂論	发汗之功，勝於白术，補中焦、除脾胃濕之力則遜之。凡阴虚血少，便秘滞下，肝及肾有动气者均忌之

秦艽

氣味　辛酸温无毒

归經　入胃大腸兼入肝胆經

主治　和血通络、除风寒湿痹

用量　錢半至三錢

杂说　泄散疏利之品，治寒湿体痛最良。惟血虚体痛，下体虚寒痛痿，及小便清利者均忌之。

木贼草

氣味　甘微苦温、无毒

归經　入肝胆二經

主治　解肌、除湿、退目翳。

用量　錢半至三錢

杂说　与麻黄同形同性。兼能升发火郁风湿，故治眼目諸血疾尤良。惟多服则损肝，令人目肿。若目疾由于怒氣，及暑热伤血，暴赤肿痛者，忌之。

浮萍

气味　辛寒无毒

归经　入肺经

主治　发寒邪、行水湿、

用量　八分至钱半

杂说　发汗胜于麻黄、利水疾通草、证非实热，不可轻试，虚人及表虚自汗者尤忌之。

艾叶

气味　苦温无毒

归经　入肝脾肾三经

主治　温气血，逐寒湿。

用量　一钱至二钱

杂说　兼通十二经之血气，能回垂绝之元阳，服之则三阴而逐寒湿，灸之则透诸经而治百病，功效甚大。然艾性终香燥，凡阴虚火旺，血燥津亏者忌之。灸亦伤阴，血虚者，尤其慎用也。

川椒

气味　辛温有毒

归经　入脾肺兼入心包络经

主治　散寒燥湿，下气壮阳，

用量　五分至一钱

禁忌　禀性属火，久服必被其寿，甚至伤血失明，多食則生氣喘促，夏月食之則損氣傷心，令人善忘，凡肺胃素熱，大腸積熱，一切陰虛陽盛，火熱上沖之證切忌之。

茴香

氣味 辛平無毒

归經 入心脾膀胱三經

主治 煖丹心，祛寒濕。

用量 八分至钱半

杂说 辛而不燥，善降浊阴，开胃治痢，尤见特效。惟多食能昏目发疮，若胃肾多火，阳道数举，及得热而呃者忌之。

第二章

利尿药

通利淋浊药

木通

氣味　苦微寒无毒

归經　入心胃膀胱小腸四經

主治　行水除热。

用量　錢半至三錢

雜說　达九竅，行十二經，上行心包，降火清肺热，使津液化生。下通大小腸膀胱，导濕热由小便出，利小便兼通大便，与琥珀同功。降濕热之功同防己，而防己宜血分，此者宜氣分，利水之功同泽泻。而泽泻宜相火，此者宜君火。然内无湿热、精滑气弱，与妊妇并宜忌之。

石葦

气味　苦微寒无毒

归经　入肺膀胱二经

主治　利水道、清湿热。

用量　錢半至三錢

集注　性寒滑利、能清肺脏、以滋化源、而通膀胱以利水道、或谓能补五脏、益精气者、以清热除湿之功、非真令补性也、讵无湿热者忌之。

瞿麦

气味　苦寒无毒

归经　入心小肠二经

主治　通淋、清热、逐瘀

用量　钱半至三钱

杂说　利水破血、通淋要药。惟性猛善于下逐。凡肾气虚、小肠无火热、胎前产后均忌之。

萹蓄

气味　苦平无毒

归经　入胃膀胱二经

主治　通淋杀虫

用量 钱半至三钱

杂说 清利湿热之良品、亦治黄疸病、与茵陈之功相埒。

萆薢

气味 苦平无毒

归经 入肝胃肾三经

主治 去风湿、治淋浊

用量 钱半至三钱

禁忌 逐水通肠，分清去浊，功与土茯苓相近，但能损阴液，凡下部无湿，肾虚腰痛，及阴火炽者忌。

冬葵子

气味 甘寒滑无毒

归经 入大小肠之经

主治 通肠利窍润燥

用量　钱半至三钱

杂论　渗利殊甚，孕妇食之易于滑胎

苧蔴根

气味　甘寒无毒

归经　入肝经

主治　清热、治血淋

用量　钱半至三钱

杂论 解热散瘀，能消子宫内淤热，故上治血热胎漏。

病人胃弱泄泻及诸病不由血热者忌之。

海金砂

气味 甘寒无毒

归经 入小肠膀胱二经

主治 通淋，解热毒。

用量 钱半至三钱

杂论　能除小肠膀胱二经血分之湿热，然禀性淡渗，若小便不利之由于肾虚者，忌之。

滑石

气味　甘寒无毒

归经　入膀胱经

主治　滑尿窍，利湿热。

用量　三钱至四钱。

杂论　上清水之化源，下走水之州都，为通利湿热燥湿滑窍之良品。惟脾虚下陷及精滑者忌之。病当发表者，尤不可用也。

淡渗水湿药

通草

气味　甘淡寒无毒

归经 入胃膀二经

主治 利水退肿

用量 八分至钱半

杂说 气寒而降，体轻而升，与灯草同功，能引热下

行利小便，通气上达而下乳汁。凡阴虚窍涩而

不利，水肿闭而不行，用之立通。惟中寒虚脱

人，及孕妇忌之。

燈芯草

氣味　甘寒無毒

歸經　入心肺小腸三經

主治　清心肺、利水、

用量　五分至八錢

禁忌　氣輕質輕、與通草寔似、性亦通利。虛脫及中寒、小便不禁者、忌之。

車前子

氣味　甘寒無毒

归经　入肾兼入肝小肠二经

主治　利水道、渗湿热、

用量　钱半至三钱

杂论　利水而不泄气、与茯苓同功。惟性偏冷利、内伤劳倦、阳气下陷、肾气虚脱者忌之。

苡仁

氣味　甘微寒無毒

归经　入胃经

主治　健脾胃利湿热、

用量　三钱至五钱

杂说　渗湿可以益土、故健脾、益土所以生金、故亦清肺。惟其力和缓、難見速功、惟偏渗利津枯便闭者忌之。

茯苓

气味　甘平无毒

归经　入心肺肾脾胃五经

主治　健脾利湿

用量　三钱至五钱

杂论　药能通心气于肾，使热从小便而出，小便结者能通、多者能止，为补利兼优之品，其色有赤白两种，补益心脾，以白为宜，清利湿热，以赤為宜。然久服者亦損人。凡腎亏陽虛、虛寒精滑者忌之。

土茯苓

氣味　甘淡平無毒

归經　入胃大腸二經

主治　祛濕熱利關節。

用量　三錢至五錢

杂说　淡而能渗，甘而能和，健脾胃而调营卫，去风湿而利筋骨。凡杨梅疮疾，为轻粉所误，致毒气牵入经络，有拘挛痈漏诸变症者，以此治之，实为有效。惟淡渗伤阴，肝肾阴亏者忌之。

猪苓

氣味　甘平无毒

归经　入肾膀胱二经

主治　除湿、解毒、

用量　二钱至三钱

杂论　气味俱薄，为泄湿利窍之良品。然淡渗太燥、能亡津液、久服损肾昏目、无湿者忌之。

泽泻

气味　甘咸寒无毒

归经　入肾膀胱二经

主治　行水，利湿。

用量　二钱至三钱

杂论　入膀胱利小便，入肾脏泄火邪，擅利水渗湿之功，而泻血液之中秽物。凡脾胃湿热，用此能令清气上行，除头目诸疾。特久服则降泄太过，真阴潜耗，故无湿及肾虚精滑者均忌。

第三章

泻下药

泻下热积药

大黄

气味　苦寒无毒

归经　入肝脾胃兼入心包大肠经

主治　泻热积，下瘀血，

用量　钱半至三钱

杂记　荡涤肠胃，泻实热有长驱直捣之功，下积滞

有推陈致新之效。其性走而不守。病在五经

血分者宜之。妄用驱气，不免诛伐无故。苗名番泻叶，功用相仿，但略低于大黄。凡胃寒血虚，或年高血枯气衰及妇女妊娠产后阴虚者均忌之。

注：大黄一物，神农百草列为调和五脏，其言固是，但服之必败胃，故用者戒之。故古人有独到之处也。其心法大都不肯误导后人，偶有一窍验妙剂，必不可以此以示人，乃幸而出多段以附会，良可增色。大黄生用通大便，制用从小便，这一点古人不有言明者。其余制法及其用法待后书中交待。小君

郁李仁

气味 苦酸平无毒

归经 入脾大小肠三经

主治 破血、消食、滑二便

用量 二钱至三钱

杂说 专走大肠燥结，利周身水肿，功效偏于脾经气分。阴亏津液不足者忌之。

麻仁

气味 甘平无毒

归经 入脾胃大肠三经

主治 润五脏，滑大肠。

杂说 其性滑润，润肠部燥结之便秘最宜。然多食能损血脉，滑精痿阳，妇人则发带疾，肠滑者尤忌之。

用量 钱半至三钱

皂荚

气味 辛咸温有小毒

归经 入肺大肠二经

主治 泻痰疾、下垢积

用量 五分至八分

杂说 痰滞闭结、非此不足以开其壅塞、涤其污垢。

然太猛伤元气、不宜轻用。

芒硝

氣味　入胃大腸三焦三經

主治　瀉熱潤燥，軟堅。

用量　一錢至三錢

雜說　去實熱，滌腸中宿垢，走而不守，孕婦及熱結不堅者忌之。玄明粉去腸胃之熱積，然不若芒硝之力峻傷血，然脾胃虛寒，及陰虛火動者亦忌之。

瀉下寒積藥

巴豆

氣味　辛熱有毒

歸經　入胃大腸二經

主治　攻痰癖、瀉寒滯

用量　八分至錢半

雜說　峻利無匹，能蕩滌五臟六腑，故有斬關、奪隘之稱，峻用其劫病之功，微用擅和中之妙。惟性能耗阴，素寒积者勿轻用之。

蓖麻子

气味 辛甘平有小毒

归经 入胃大肠二经

主治 泻积滞，通窍道，

用量 八分至钱半

杂说 性近巴豆，善走泄，通筋络，拔毒气外出，为外科要药、内服宜慎之。

硫黄

药味　酸温有毒

归经　入肾大肠二经

主治　助阳、利肠。

用量　三分至五分

杂论　禀纯阳之精、助命门相火、疏利大肠，惟虚寒者宜之，然亦不可以久服，热邪亢盛者大忌。

硇砂

气味　咸苦辛有毒

归经　入肝肾二经

主治　壮阳，泻积，破癥瘕

用量　二分至四分

禁忌　卤碱所结，秉阴毒之气，含阳毒之精，虽为破积攻坚之良品，但性毒烈，不宜多服。

泻下水饮药

葶苈

气味　辛寒无毒

归经　入肺大肠膀胱三经

主治　泻肺逐痰，行水，尤为新型冠状病毒治剂中必用此药为宜。注：先生早年曾医治我们患强烈咳嗽，气喘，水肿者，方中必有此药，效好。

用量　八分至钱半

杂说　有甜苦之种，甜者性缓，苦者性急。凡肺中水气急满者，非此不除。惟性甚猛烈，过剂令人虚怯，肿满由于脾虚、小便不利由膀胱无气以化者切忌之。

甘遂　遂

气味　苦大寒有毒

归经　入肺脾肾三经

主治　大瀉水积、痰饮

用量　五分至八分

杂说　攻坚破结、直达水饮所结之处，惟峻利之品、大损真元、若误用于脾阴不足之人，祸不旋踵。即大实大水证，亦只可暂用、不宜久服。

芫花

氣味　辛温有毒

归经 入肺、太阴、少阴、三经

主治 泻五脏水饮

用量 五分至八分

杂论 行水迅速，能直达水饮窠僻之处，用于湿痰内壅之症，取效甚捷。但毒性较烈，泄人真元，宜中病即止，体虚者忌之。

大戟

气味　苦寒有小毒

归经　入肺脾肾三经

主治　大泻水饮

用量　五分至八分

杂论　专治蛊毒水积，与甘遂同功，上泻肺气，横行经脉，下走肾阴，凡治阴填塞之症，宜之。若肝肾虚寒之人，阴水泛滥，服之立毙，故非元气壮实者，不可轻用之。

商陆

气味　辛平有毒

归经　入脾肺肾三经

主治　行水疏五脏

用量　五分至八分

杂论　下行利水、功用甘遂大戟，胃气虚弱者、忌用。若肿胀由于脾虚，误服此药、虽一时见效，久而复发、必至不救。备加小心。

牵牛

气味　辛苦寒　有小毒

归经　入肺经

主治　逐痰消饮，下氣利水。

用量　八分至錢半

杂论　峻下善走，瀉氣分濕熱，通下焦鬱遏，卓有殊功，分黑白兩種，白者偏利于肺，黑者偏利瀉腎。惟性皆雄壯猛烈，氣虛及濕熱在血分者忌之。

防己

氣味　辛苦寒有小毒

归经　入膀胱经

主治　瀉湿熱、通经络

用量　錢半至三錢

杂说　牵牛瀉上焦氣分之湿熱，此则瀉下焦血分之湿热。凡血热淤滞十二经，以致二便不通，非此不能奏效。惟腔脏之剂，多服令人饮食减少，若阴虚多汗、口舌苦干，及胎前产后，血虚者忌之。

青礞石

气味 甘寒平无毒

归经 入肝经

主治 祛痰积，平惊痫。

用量　钱半至三钱

禁忌　体重沉坠，实伤胃气，虚寒久病，气弱血虚者忌之。

第四章

涌吐药

涌吐痰涎药

甜瓜蒂

气味　苦寒有毒

归经　入肺脾胃三经

主治　吐热痰，宜上膈

用量　一钱至钱半

杂说　除上焦之邪，其发散之力，为涌吐良品，惟能损胃伤血，耗气夺神，上部无实邪者忌之

乌拾（头）

气味　辛温有大毒

归经　入脾肾二经

主治　治风痰癫痫

用量　五分至一钱

杂说　乌头为附子之正根，此系附子正根之尖端，其气锐，能直达病所，宜吐风痰之良品也。

常山

气味　辛苦寒有毒

归经　入肺心肝三经

主治　吐痰、截疟疾、行水。

杂论　得甘草则吐，得醋则呕，得大黄则利。然性阴毒暴悍，善损真气，用以截疟，须在发散表邪及提出阳分之后，若疟在三阴，及元气虚寒者，皆忌之。其苗轻扬，兼能发散上焦之邪热。此为重要，须以注意。

藜芦

气味　辛寒有毒

归经　入肝肺胃三经

主治　吐上膈风涎

用量　八分至钱半

杂论　治风痰、蛊毒之专药，惟实邪壅塞于胸膈者宜之，体虚气弱者须忌之。

涌吐毒物药

老鸦蒜

气味　辛温有毒

归经　入肺胃二经

主治　辟恶秽，吐毒物。

用量　八分至钱半

杂论　喉症由于风痰郁聚者，尤見殊功，体虚者忌之。

桐油

气味　甘微辛寒有大毒

归经　入肺大肠二经

主治　吐风痰、解砒毒

用量　三钱至五钱

禁忌　只可外用。和水扫入喉中速探吐之。

注、勿可内服。绝不可内服、

芥末

气味　辛温有毒

归经　入肺胃二经

主治　利膈，豁寒痰。

用量　五分至八分

禁忌　通利上焦痰滞，性极辛散，久食能动风动气。

过量可伤胃津也。可去鱼腥之寒。

胆矾

气味　酸辛寒有毒

归经　入胆经

主治　吐痰涎，解麻药之毒

用量　八分至钱半

杂论　性敛而能上行，故宣壅风热，痰涎，发散肝胆相火，治口齿疮毒，喉痹欲死，殊有奇功，后者可引为注意。

第五章 補益药

補氣助阳药

人参

氣味 甘苦微寒無毒

归经 入肺经

主治 大補元氣、生津、養神。

杂说 得升麻則補上焦之氣，瀉肺中之火。得茯苓則補下焦之氣，瀉肾中之火。得麦冬則生脈。

得干薑则温氣，得黄芪、生甘草则除热泻火，得白术则健脾，以培后天之本。惟肺氣不利，及表有邪者忌之。

注：党参功同人参，而力量较弱，一般补益剂中用人参者每可用党参。本草正义：力能补脾养胃，润肺生津，健运中气，本与人参不甚相远，其尤可贵者，则健脾运而不燥，滋胃阴而不湿，润肺而不犯寒邪，养血而不偏滋腻，振动中气而无刚燥之弊。吾师曾常用党参、黄芪泡水当茶饮，实为健剂也。

黄芪

气味　甘微温无毒

归经　入肺兼肾大肠经

主治　补气固表

用量　钱半至三钱

杂论　固表宜生用，补气宜炙用，然较滞胃口。凡胸胃不宽，表实有邪，气实多怒，及阴虚火旺者忌之。注：本药用到好处方为佳药，生用与炙用其功能变化极大，功用与付作用亦相继发生变化，故应引起注意。

白术 楊枹、枹蓟、燃烧术

气味 甘温无毒

归经 入脾胃二经

主治 補脾、益气、去湿

用量 钱半至三钱

杂说 以白为佳、润为妙。入補氣药宜飯上蒸、入肺胃久嗽药宜蜜水伴蒸、入脾胃痰湿药、宜薑汁伴晒、入健脾药宜土炒制、入瀉痢虚脱药宜炒存性，入风痹药宜生用，得枳实则消痞利气，佐黄芩则安胎清热，惟肾虚及脾寒无湿者忌之。

甘草

国老 美草 蕗草 粉草

气味 甘平无毒

归经 入脾胃二经

主治 补脾，和中，解毒。

用量　五分至一钱

杂论　專能协和群药，使不相争，入和剂则补益脏腑气血，入汗剂则解肌表寒热，入凉剂则泻内外邪热，入峻剂则缓正气，而使薑附無僭上之嫌，硝黄無峻下之患。凡脾胃不足，心火盛者，宜生用之，健元气不足，及散寒除热，缓气养血者，宜炙用。中实脾满之症忌之。

白扁豆

气味 甘微温无毒

归经 入脾胃二经

主治 除湿、消暑、暖脾胃。

用量 钱半至二钱

杂论 化清降浊，专治中宫，惟多食能壅气，伤寒寒热、外邪方炽者忌之。

胡桃

氣味 甘平温无毒

归经 入肺肝肾三经

主治 益氣、养血、補肾。

用量 三錢至五钱

杂论 固補之品、佐以補骨质(脂)，则通命门，利三焦，有水火相生之妙、入润燥药宜去皮，入敛濇药宜留皮、然能动风痰，助肾火、若肺有痰热，命门火炽者忌之。

附子

气味　辛温有大毒

归经　入脾肾膀胱三焦四经。

主治　补虚、回阳、逐寒湿。

用量　八分至钱半

杂说　走而不守，降多升少，能引补气药行十二経，以复散失之元阳，引补血药入血分，以养不足之真阴，引发散药开腠理，以逐在表之风寒；引温暖药入下焦，以除在里之寒湿。用三阳厥逆、三阴沉寒之证，有斩关夺隘之妙也。回生起死之功，回阳退阴之不可少者也。惟热厥似寒，及霍乱由于热结，一切阳症火症，阴虚内热，血液衰少者均忌之。注：此药大毒，施用之诀，法须以死为主，用药之选择，炮制方法之真别，剂量之大小，均重要也。

肉桂

气味　甘辛大热有小毒

归经　入肝肾二经

主治　补命火、温血脉、

用量　二分至八分、注、古人主张用至五分、然今药材有别、其性也有别于古者、故剂量可选。

杂说　气味俱厚、阳中之阳、能抑肝木而扶脾土、通而峻而补下焦、则下行温补之品也。性最燥烈、若阴虚失血、脉弦细数者大忌也。此为重要、

肉苁蓉

气味　甘微温无毒

归经　入心包肾二经

主治　補肾、兴阳、滑肠。

用量　钱半至三钱

杂論　補而不峻，故有从容之称。然胃虚者服之令人呕吐、泄泻，及强阳易兴而精不固者忌之。

鹿茸

氣味　甘温無毒

归经　入肾兼入心肝心包经

主治　补阳气、益精血

用量　五分至二钱

杂論　禀纯阳之质、含生发之氣、为峻補下元真阳妙品。阴虚及阳强者忌之。

補骨脂 破故纸

氣味　辛大溫 無毒

归經　入脾腎心包三经

主治　補命火、纳腎氣

用量　钱半至三钱

杂論　命火衰微，不能薰蒸脾胃，以致消化不良，或下元虚寒、精关不固等症服此最宜，夢泄溺血，大便闭结者忌之。

骨碎補

气味　苦温無毒

归经　入肝腎二经

主治　補腎、續骨、和血

用量　錢半至三錢

杂论　補益之品、主治婦人血氣要藥。但性降收，不宜與風燥藥同用。其他無忌。

蛤蚧

氣味　咸平有小毒

归經　入肺肾二经

主治　補肺、润肾、止喘

用量　一对

杂論　補肺气定喘止渴。功同人参，益阴血助精扶羸。功同羊肉、劳损萎弱，引为要药。

補血養陰药

西洋参

氣味 甘寒微苦、無毒

归经 入肺胃二经

主治 補肺、生津、清火。

用量 八分至钱半

杂说 味厚气薄，肺~~臟~~脏阴虚有火者最宜，胃有湿浊者忌之。

北沙参。虎鬚 空沙参

气味 苦微寒无毒

归经 入肺兼脾肾二经

主治 益气、养阴、清火、

用量 钱半至三钱

杂说 治肺结热咳嗽，及肺阴不足者最善。寒嗽者忌之。

产南者为南沙参，形劣逊也。

石斛 斛

氣味　甘平無毒

归经　入胃肾兼入心脾二经。

主治　清胃，生津，除湿。

用量　钱半至二钱

杂说　霍山石斛最良，川石斛次之。用于胃肾虚热者甚见功效，久服能厚肠胃，胃肾两无火者忌之。

玉竹

氣味　甘平無毒

归经　入心肺二经

主治　润心肺，治虚热。

用量　钱半至三钱

杂论　甘而性平，补而不壅，用代参芪，不寒不燥，去邪养正，大有殊功，入散风药宜生用，入补药宜蒸用，无虚热者忌之。

麦冬

气味　甘平无毒

归经　入心肺兼入胃经

主治　润肺、清心、生津、

用量　钱半至三钱

杂论　清润之品，专行肺经气分。为治肺热要药。如风热作嗽，及虚寒作嗽者切忌之。天冬功用相似，而效力逊之。

山药

山藷　薯蕷

气味　甘平无毒

归经　入脾肺二经

主治　补脾肺，生津液。此药治形瘦而弱人极宜久服而有显效，如加黄连浸泡，药效更佳。

用量　钱半至五钱

杂说　清热补虚，兼能益肾，故六味丸中视为主药而用。

山茱萸

气味　"入肝肾二经。酸平无毒

归经　入肝肾二经。

主治　温肝补肾，强阴涩精

用量　钱半至三钱

杂论　收濇補助之良品，惟命门火燥，赤浊淋痛，阳强不痿，

小便不利者均忌之。

地黄　大熟地

氣味　甘苦寒無毒

归经　入心肝肾三经

主治　補血養阴

用量　钱半至三钱

杂论 生地黄，功偏清火凉血，妇女血热者最宜，以天冬作引，尤能生精血。干地黄，功偏滋阴凉血，补肾最宜，熟地黄，其性较温，功擅滋阴养血，用于阴虚血衰，功效最大。但性泥滞，痰多气郁之人，能窒碍胸膈，须斟酌之。

当归

气味 甘苦温无毒

归经 入心肝脾三经

主治　補血，活血，潤燥

用量　錢半至三錢

杂説　归当自身偏養血，尾偏破血，全用活血。若同人参黄芪，则補气而生血，同牵牛、大黄，则行气而泻血。同桂附吴萸则热，同大黄芒硝则寒。血虚者以人参赤脂為佐。血热者以生地條芩為佐。然性善走，又与胃气不宜，凡腸胃薄弱，溏泻食不易化者，虽在胎前产后，均忌之。

白芍药

气味　苦平无毒

归经　入脾肺肝三经

主治　养血敛阴

用量　钱半至三钱

杂论　同白术补脾，同川芎补肝，同人参补气，同当归养血，同甘草养阴，同黄连止泻痢，同防风发痘疹，同姜枣温经散湿。惟肠胃中冷、腹痛作泄者忌之。

酸枣仁

气味　酸平无毒

归經　入心脾肝胆四经

主治　宁心、敛汗、生津。

用量　錢半至三錢

禁忌　生用酸平，專補肝胆，熟用酸温，醒脾安睡，大有功效，惟肝胆有邪热者忌之。

柏子仁

氣味　甘平無毒

归经　入心肝肾三经

主治　润五脏，益神智。

用量　钱半至三钱

杂论　補脾藥多燥，惟此清香舒脾，燥脾藥中，兼用最妙，然能滑腸作瀉，凡隔間多痰，阳道數舉，肾热及暑湿作瀉者忌之。

何首乌

气味　苦涩微温无毒

归经　入肝肾二经

主治　补肝肾，涩精气，

用量　钱半至三钱

杂说　性质中和，补阴不滞，不寒，强阳不燥不热，

功在天冬诸药之上。注关节痛，不可用鲜乌。

黑芝麻

氣味　甘平無毒

歸經　入脾兼肝腎肺三經

主治　補肝腎、利大小腸

用量　錢半至三錢

雜說　補益滋潤之品、年老血衰、津枯、可以久食、

惟精氣不固者咸忌之。

菟絲子

氣味　辛甘平無毒

归经 入肝肾兼脾经

主治 补三阴，续绝伤。

用量 钱半至三钱

杂说 辛而不燥，甘而能补，调元卫氣，卓有殊功，然性终偏阳，肾脏火盛者忌之。

沙苑子

氣味 甘温无毒

归经 入肾肝二经

主治 养血益精

用量 钱半至三钱

杂说 性降、兼清肺气、为平补之品。惟温经助火、若肾与膀胱偏热者、及阳道数举者忌之或慎用。

枸杞子

气味 甘平无毒

归经 入肝肺肾三经

主治 滋三阴，治劳伤。

用量　钱半至三钱

杂论　益精滋液，力最捷速。於明目尤有專長，惟脾虛有湿，及肠滑者忌之。

女貞子

氣味　苦平無毒

归经　入肝肾二经

主治　益肝肾，健腰膝。

用量　钱半至三钱

杂论　秉性至阴，为除热益精之良药。惟老人用之，须加温暖之剂，以免腹痛作泄。

芡实

氣味　甘平涩无毒

归经　入脾胃兼心肾二经

主治　补脾胃、涩精氣。

用量　二钱至三钱

杂论　遗精带下，延久不止，用此涩补，敛而无弊，治肺猪肉腐，尤有弥补之力，惟二便不利者忌之。

蓮子

氣味　甘平濇無毒

归经　入脾兼心肾胃三经。

主治　交心肾、厚肠胃。

用量　二钱至三钱

杂论　滋养后天，功效最著。大便燥结者忌之。

龍眼肉

氣味 甘微温無毒

归经 入心脾二经

主治 补心脾、增血液、

用量 二钱至三钱

杂论 思虑过度、劳伤心脾、血不归经、健忘怔忡、服此滋益水源最佳、捣敷金刃伤、定痛止肉生肌、愈后无疤、优于他药。

注：师父曾大用此药和合玫油，涂抹烧伤之处，治瘢痕效果极佳。

阿膠

氣味　甘平無毒

归经　入脾肝肺肾三经

主治　养三阴、和血液、

用量　钱半至三钱

杂说　治一切血症、瘀者能通、溢者能止、升清降浊、俾周身血液、復其常規、軌於妇科益阴清热之要药。惟氣味甘平、性属黏膩难化、脾胃弱者忌之。

龟板

氣味　甘平咸寒無毒

归经　入肾兼心肝脾三经

主治　养阴潜阳

用量　四錢至九錢

杂说　酒炙水浸蒸膠，名龟板膠。用於阴虚阳亢之症，功效尤良。惟肾虚無熱，胃虚不食便溏，及孕妇均忌之。注：龟板可化结，对肝阳亢进，郁结或坎者，有效。

冬虫夏草

气味　甘平无毒

归经　入肺肾二经

主治　养肺、益肾、治痨

用量　钱半至三钱

杂说　夏则为草，性属甘寒，冬则为虫，性属甘热，分用则各有利弊，合用则兼具阴阳，功效同于人参，为治劳嗽肠疾诸虚百损之良品。

第六章 收敛药

收敛血管药

白芨

气味 苦平无毒

归经 入肺经

主治 敛肺止血

用量 五分至一钱

杂说 收敛血管、功似树胶、惟血症初起，或内有瘀血则忌。

注：白芨入肺得阿胶，肺损者能复生。

地榆

气味　苦微寒无毒

归经　入肝胃大肠兼胃经

主治　凉血，止血，固下。

杂论　专理下焦血分湿热，若气虚下陷而崩带，及久病脓血瘀晦不鲜者均忌之。

棕榈皮

气味　苦涩平无毒

归经　入肝脾二经

主治　止血、治崩中

用量　钱半至三钱

杂论　苦能泄热，涩能收脱，血热初起，及瘀血未尽者均忌之。

藕节

气味　涩平无毒

归经　入心肝胃三经

主治　解热毒，止诸血。

用量　三钱至五钱

杂说　藕主去瘀生新，节则性偏散血，而无耗伤真元之患，故血症多用之。谨：中老年人，尤为女性，平素可常食藕汤，却有去瘀生新之神效。

乌梅

气味　酸温涩无毒

归经　入脾肺二经、

主治　斂肺、濇腸、和肝

用量　五分至八分

禁忌　蟲得酸則靜、得辛則伏、得苦則下、故又能
杀虫、惟收斂太甚、风寒初起、痢疾刚患未久、
及当发表之症、均忌用之。

木瓜

氣味　酸溫無毒

归經　入脾經

主治　和脾、敛肺、舒筋

用量　錢半至三錢

杂论　氣脱能收、氣滞能和、筋急者得之能舒、筋缓者得之能利，为筋病之要药，惟多食损齿骨，病癃闭脾胃有积滞者忌之。

赤石脂

氣味　甘咸辛大温无毒

归经　入心胃大肠三经

主治 厚肠胃、固下、止血

用量 钱半至三钱

杂论 体重而涩，性降而极，用于久痢脱肛甚宜，但火热暴注，初痢有积热者忌之。

禹余粮

气味 甘寒无毒

归经 入胃大肠二经

主治 固大肠，治崩中

用量　三钱至五钱

杂论　与赤石脂同用，固下焦脂膏之脱，实胃涩肠，功效极著，惟有实邪者忌之。

收敛精气药

五味子

元及、会及

气味　酸温无毒

归经　入肺肾二经

主治　生津敛汗

用量　五分至八分

杂论　五味子五味具备，而功偏益肺滋肾，惟风邪在表，痧疹初发，一切停饮，及肺有实热者均忌之。

注：五味子与干姜，临证指南、经徐洄溪批阅后。学者宗之。用五味子必佐干姜也。否则必中弹论之。五味子由干姜辅弼，不且致祸，经吾师行医九十年之验证，确实如此也。

五倍子

气味　酸平无毒

归经　入肺经

主治　敛肺、敛肠

用量　一钱至钱半

杂说　喻之善收敛痰、解热毒、凡嗽由外感，泻由虚脱，及肺火实盛者均忌之。

金樱子

气味　酸涩平无毒

归经　入胃膀胱大肠三经

主治　涩精、敛气、固肠、

用量　钱半至二钱

杂论　遗精滑泄，用于补剂队中，功效甚捷，用以熬膏，则化涩为甘，其补益之功尤胜，惟阴虚多火者忌之。

诃子

气味　苦温无毒

归经　入肺大肠二经

主治　涩肠敛肺

用量　五分至八分

杂論 生用清肺行氣，熟用溫胃固腸，凡嗽痢初起，及

肺有實熱，火沖氣喘者，忌之。

御米殼

氣味 酸澀微寒無毒

归經 入腎經

主治 止瀉，固精，斂氣。

用量 五分至八分

杂論 固澀收斂，為治骨痨及久嗽久痢，而肺虛腸

滑之妙品，惟多用闭胃妨食，若痢疾初起，风寒作欬，及挟有火邪者大忌。

莲须

气味 甘涩温 无毒

归经 入心肺肾三经

主治 固精气，止失血

用量 五分至八分

杂论 与莲子功效相类，而收涩独甚，小便不利者忌之。

白果

气味　甘苦平濇　無毒

归经　入肺经

主治　濇带浊，止痰嗽

用量　六七枚

杂说　气薄味厚，性濇而收。多食令人壅气动风，脉闭欲绝。儿童不宜多食。

龍骨

气味　甘平無毒

归经　入肝胆肾兼心大肠二经

主治　斂精氣，潛浮阳。

用量　钱半至三钱

杂论　固攝浮越之正氣，收斂虚散之精神，殊甚著效。惟非久痢虚脱等症，切勿妄投，失血失精者誤用，多致溺赤澀痛，而精愈不能收攝。

牡蛎

气味 咸平微寒无毒

归经 入肝胆肾三经

主治 涩精化痰，潜阳止汗。

用量 三钱至五钱

杂论 养阴以生用为宜，收涩以煅用为是。惟治虚劳精滑，有咸降之虑，治亢阳精伤，有涩敛之虞，均应斟酌。若虚证有寒，肾虚无火，精寒自出者均忌之。

第七章 化痰药

温化寒痰药

半夏

氣味 辛温有毒

归经 入脾胃胆兼心肺大肠三经

主治 化痰、燥湿、降热、

用量 钱半至三钱

杂说　能走能散，而和胃之力独长，凡痰涎阻滞，非此不能奏效，惟能燥精液，凡血症汗症及阴虚肺燥，血少津液不足者皆忌。

其姜制者为姜半夏，宜于寒痰，竹沥制者为竹沥半夏，宜于热痰，法半夏则介于二者之间，宜于不寒不热之痰也。又仙半夏，宜于壮人痰火有余，宋半夏宜于虚体有痰，当区别待之。

注：和田启十郎：治妊妇呕吐及其他呕吐用半夏、干姜、茯苓，服之有奇效。

南星

气味　苦温大毒

归经　入肺兼肝脾二经

主治　燥湿化痰、去风下氣

用量　八分至钱半

杂说　功同半夏，而性烈过之，非真中风，及阴虚痰燥者忌之。

远志　棘菀　葽绕

气味　苦温无毒

归经　入心肾二经

主治　化痰、通窍、安神

用量　八分至钱半

杂说　可升可降，功能交通心肾。气虚挟滞者，亦善与补药并用，资其宣导，臻于太和，惟水亏火旺及肾虚无滞者忌之。

桔皮

气味　苦辛温无毒

归经　入脾肺二经

主治　理气消痰

用量　钱半至三钱

杂说　入和中药留白，入疏通药去白。同白术则补脾胃，同甘草则补肺，同杏仁治大肠气闭，同桃仁治大肠血闭。同生姜止呕，同半夏豁痰。盖随所配药而补泻升降也。惟消伐太峻，多服久服，损耗真元。

無滞者忌之。

白芥子

氣味 辛温无毒

归經 入肺经

主治 利氣豁痰。

用量 钱半至三錢

杂论 通行經絡，搜剔内外痰结，及胸膈寒痰冷涎壅塞，凡痰在皮里膜外及胁下，非此不能达。惟肺经有热，及阴虚火亢，气虚久嗽者忌用。

鹅管石

气味　甘温无毒

归经　入胃经

主治　温肺气，降痰热，

用量　钱半至三钱

杂说　镇坠之品，其性慓疾，性偏助阳，宜於痰饮寒嗽，阴虚者大忌。

清化痰热药

川贝母

气味　辛平无毒

归经　入心肺二经

主治　润肺，化痰，解郁。

用量　钱半至三钱

杂说　宜于肺胃阴伤之症，若湿痰、恶心，痰饮气促等供忌。其产於浙江者曰浙贝母，偏於疏散，宜於风邪外来之痰，产於他省者称为土贝母，偏于破结，宜於经结郁滞之痰，用当分别之。注：本人经验：有咳有痰用川贝，无咳有痰用象贝，此法亦效极妙，尤其是小儿患者，可煮其汁，调上好蜂糖蜜，分多次服之。

枳实

气味　苦寒无毒

归经　入脾胃二经

主治　破气行痰

用量　八分至钱半

禁忌　力猛而速，有衝墙倒壁之势，多服大耗真元，肺虚脾弱者，虽有痰热，积滞，亦忌之。

竹沥

气味　甘大寒无毒

归经　入肝经

主治　泻火，降痰，润燥。

用量　五钱至一两

杂论　专于去痰，善透经络，为中风之要药。凡痰在经络四支，及皮里膜外，非此不达不行，同参苓用，效力益彰，然能寒胃滑肠，因风火燥热而有痰者，始为相宜，若寒痰湿痰及饮食所生之痰忌之。

天竹黄

气味　甘寒无毒

归经　入心经

主治 泻热豁痰、凉心镇肝

用量 钱半至三钱

杂论 功同竹沥，而性较和缓，无寒滑之患。久服亦能寒中。

橄榄

气味 甘寒无毒

归经 入肺胃二经

主治 生津化痰、清咽醒酒

用量　四五枚

杂说　清解之品，最宜於肺热痰结，风火痰痰痛等症。

莱服子

气味　辛甘平无毒

归经　入肺脾二经

主治　下气、化痰、消食。

用量　钱半至三钱

杂论　治痉亦有推墙倒壁之功，利气有升降生升之妙，惟虚弱者忌之。

牛黄

气味　苦平有小毒

归经　入心肝胆经

主治　清神、逐痰、定惊、

用量　二分至五分

杂论　入肝治筋病、凡中风入脏者，必用牛雄脑，麝之剂入骨髓、透肌肤、以引风出也。若风已中脏及血脉者用之，则反引风邪入髓。

猴枣

气味　苦寒无毒

归经　入心肝二经

主治　治痰厥、平惊痫。

用量　一分至三分

杂论　治热痰最灵捷之圣药。

海蛤殼

氣味 苦鹹平無毒

归經 入心腎二經

主治 清熱、化痰、降逆。

用量 錢半至三錢

杂琓 軟堅潤下之品，脾胃虛寒者忌之。

海浮石

氣味 鹹寒無毒

归经 入肺经

主治 清肺、下气、化痰、

用量 钱半至三钱

杂说 咸能軟坚、寒能润下、功与海蛤相似、惟损人血气、不宜多服。

消化痰积药

射干

气味 苦平无毒

归经　入心、心包、三焦，兼肺、肝、脾三经

主治　清肺、解毒、消痰。

用量　八分至钱半

禁忌　性降下趋，多服损人，凡脾胃弱、脏寒、

气血虚、及病无实热者均忌之。

山慈菇

气味　甘微辛，有小毒

归经　入肺脾二经。

主治 清热、散结、除痰

用量 五分至八分

杂论 治瘰疬有特长，虚人忌之。

注：吾曾以本味药六分研粉后冲服、一日二剂、治精囊火和睾丸肿硬、疗效极好。

海藻

气味 苦寒咸无毒

归经 入胃经

主治 化痰、软坚、泻热。

用量　钱半至三錢

杂说　能清瘿瘤、结核阴瘰之坚聚、而除浮肿脚氣留饮痰氣之湿热，使邪气从小便而出。脾虚有湿者忌之。

昆布

气味　咸寒滑　無毒

归经　入胃经

主治　化痰结、利水道。

用量 钱半至三錢

禁忌 功同海藻，而滑性过之，故瘿坚如石，非此不除。然善下氣，多服久服，令人體削。

荸荠

氣味 甘微寒滑無毒

归經 入肺胃二經

主治 泻热，銷痰，攻积。

用量 六七枚

杂论　性凉峻，制肺气，兼耗营血，多食令人患脚气，

虚劳咳嗽者大忌。

殭蠶　蚕

气味　咸辛平无毒

归经　入肺肝三焦三经

主治　祛风、化痰、消肿

用量　钱半至三钱

杂论　气味俱薄，轻浮而升。凡诸病由于血虚、而无

風寒客邪者忌之。

第八章

驅（杀）虫药

消积杀虫药

百部

气味　甘微温无毒

归经　入肺经

主治　温肺、杀痨虫。

用量　八分至錢半

杂论　治肺痨專葯，功与天冬相似，但此宜於寒嗽，且无论久近，均皆有效。特能伤胃滑肠，脾胃虚弱者，与補气药並行为佳。

榧子

气味　甘濇平無毒

归经　入肺經

主治　消积杀虫

用量　錢半至三錢

杂论 功专润肺杀虫、肺胃实热者忌之。

使君子

气味 甘温无毒

归经 入脾胃二经

主治 杀虫、消积、治五疳、

用量 钱半至三钱

杂论 小儿虫病之要药。

芦荟

气味　苦寒无毒

归经　入肝心包二经

主治　滌疳热、泻虫积。

用量　五分至八分

杂说　性与龙胆草相近，最宜伤胃，胃虚食少者忌之。

槟榔

气味　苦辛温无毒

归经　入胃大肠二经

主治　泻气、行水、消积、杀虫。

用量　钱半至三钱

禁忌　同木香则调气，同黄芩枳壳则宽肠，为破滞散邪之品，多食令人发热，若气虚下陷，及脾胃弱者忌之。

鹤虱

氣味　苦辛小毒

归經　入肝经

主治　杀蚘虫、泻疳积、

用量　钱半至三钱

杂说　善调厥阴逆气，为杀虫之要药也。

雷丸

气味　苦寒小毒

归经　入胃大肠二经

主治　消虫积，清湿热。

用量　钱半至三钱

按語　性降屬陰，利于男子，不利于婦人，但多食久食亦能令人陰痿。須加以注意。

燥濕殺虫藥：赤小豆

氣味　甘酸平無毒

歸經　入心小腸二經

主治　利水，涌吐伏虫。

用量　三錢至四錢

按語　入陰分，治有形之病，於濕氣脚氣，尤為要品也。

多服则下降太过，津血渗泄，令人肌瘦身重、浮肿，心神不宁。

雄黄

气味 苦温有毒

归经 入胃经

主治 燥湿，解毒，杀虫，

用量 五分至八分

杂说 性热，能化血为水，宜于外用，内服中病即止不可过剂。

轻粉

气味　辛冷有毒

归经　入胃大肠二经

主治　燥湿杀虫，劫痰解毒

用量　一分至三分

杂说　化纯阴为燥烈，而阴毒之性尤存，走而不守，

善劫痰，搜涤毒邪，故治梅疮，多用之以取速效，

然暴悍善窜，深入筋骨，毒气内攻，久之发为结毒，甚至臭烂瘫痪，用时慎之。注：外用时可适量增加，与冰片同用，效果好。

第九章 理气药

宣肺破气药

桔梗 杏参 荠苨

气味 辛微温有小毒

归经 入肺经心经兼胃经

主治 宣发肺气，清利咽喉

用量 八分至钱半

杂论 气薄性升，能引诸药力至最高之处，肺经气分要药，然升提太过，凡攻补下焦之药，及阴虚久嗽者忌之。

马兜铃

气味 辛苦冷有毒

归经 入肺肾二经

主治 开肺利气、化痰热。

用量　八分至一錢

禁忌　善降阴氣，同阿胶治阴虚痨嗽有特长，凡肺寒咳嗽，胃寒恶食者忌之。

前胡

氣味　苦微寒無毒

归经　入肺三焦兼脾胃肝大肠膀胱五经

主治　散风邪，去痰热。

用量　錢半至三錢

杂论　与柴胡同为风药，但柴胡主升，前胡主降，凡阴虚火炽，灼津为痰而喘嗽者，胸胁逆满头痛，不因于痰者，内热心烦，外现寒热，而非外感者均忌之。注：此药下气散风化痰，尤其擅长，凡因风寒之在表，火盛痰结，气实哮喘，咳嗽呕逆，胸膈痞闷，及小儿疳积等症，如此前胡是投，须当用此，若愧俾邪气正衰也。

白前

气味　甘微温无毒

归经　入肺经

主治　泻肺，降气，下痰，注：本草分经解：降气，泻肺，下痰三词之意也，泻，降，下。

用量 钱半至二钱

案说 较白微稍温，较细辛稍平，为肺经之要药。肺虚而

气喘者忌之。

苏子

气味 辛温无毒

归经 入肺经

主治 下气化痰

用量 钱半至三钱

杂论　欬嗽气急之主药，清利上下者宜之。肠滑气虚者忌。

紫菀

氣味　苦温無毒

归经　入肺胃二经

主治　温肺、下氣、化痰。

用量　钱半至二钱

杂论　温而不燥，苦而下达，专入血分，与二冬、百部。

桑皮、地黄等治肺虚吐血功效尤多。惟阴虚肺热咳逆喘嗽，忌之。

款冬花 款冻

气味 辛温无毒

归经 入肺经

主治 润心肺，平痰咳

用量 钱半至三钱

杂说 得肾之体，先肺之用，性温而不燥，血能轻扬上达，

阴虚劳咳者忌之。注：此药辛温润肺，消痰除咳，定惊明目，治喘逆，止气喘满，

杏仁

气味、甘温冷利小毒

归经 入肝经

主治 宣肺顺气、润燥化痰、

用量 三钱至四钱

杂论 专治肺脏风寒痰滞。同桔皮合用，则行气分，凡阴虚咳嗽，热痰失血等均忌之。甜者为佳

嗽者，功专滋润，有湿痰者忌之。注：产于济南、洪洞、平尧山等处，其功以润肺止嗽化痰定喘。

枇杷叶

气味　苦平无毒

归经　入肺经

主治　润肺、下气、清痰。

用量　三钱至四钱

杂论　气薄味厚，为下气之良品，治肺热咳嗽甚效，

故虚劳症多用之，以之提露，清肺更长，以之煎膏，

润肺尤著。惟虚寒呕吐，风寒咳嗽者忌之。

通氣行滞药

香附

氣味　甘微寒無毒

归经　入肝兼肺三焦二经

主治　解六郁，利三焦。

用量　钱半至二钱

按语　通行气分，为妇科要药。得参术则补气，得归地则补血，得木香则疏滞和中，得松香则理气醒脾，得沉香则升降诸气，得川芎苍术则解诸郁，得栀子黄连则降火热，得茯苓则交心肾，得茴香补骨脂则引气归元，得厚朴半夏，则决壅消胀，得紫苏葱白则散邪气，得三棱莪蓬则消积块，得艾叶则温暖子宫，惟结耗血散气，气血两虚者忌之。注：本草上载：用夏枯草香附炙甘草，治目疾疼痛，连眉骨及头部半边作痛等症，治三叉神经痛有效。

又：香附佐木香可散滞气、泄肺，佐檀香可避香燥，以檀香流动诸气极妙也。居所内可燃之香附佐檀香，令人神清心安。

乌药

气味 辛温无毒

归经 入胃肾肺三经

主治 顺气止痛

用量 八分至一钱

杂说 性温而和，气香而窜，上入脾肺，下通膀胱，还能疏通胸腹邪逆之气，及一切气病。惟走泄太甚。

风气血虚而内热，及月事先期者忌之。

藿香

气味　辛微温无毒

归经　入脾肺兼胃经

主治　快气、秽浊、止逆。

用量　钱半至三钱

杂论　通利气机之品，上中二焦有壅滞者最宜。阴虚火旺，胃热胃虚之呕均忌。

佩蘭

气味　苦辛温無毒

归经　入肺胃二经

主治　清暑湿，和胃氣

用量　钱半至三錢

杂说　清芬氣，專走气分，凡胃中陈腐之物，以及湿热蕴结于胸膈，皆能荡滌而使之宣散。夏季暑湿郁蒸之时，实与藿香同为开胃和中之妙品也。

但藿香偏于脾，此则偏于胃，微有异耳，如阴虚血燥、舌绛胃枯，不能纳谷，及气分虚者忌之为宜。

沉香

气味　辛微温无毒

归经　入脾胃肾兼心肝二经

主治　行气温中

用量　五分至八分

杂论　行气而不伤气，温中而不助火，为坠痰涎补命門之要藥，惟降多升少，若氣虛下陷，及心有實邪者均忌之。

大腹皮

氣味 辛微溫無毒

归經 入脾胃二經

主治 下氣、行水、寬中、

用量 錢半至三錢

雜論 痰滯中焦，濕熱郁積，胸腸不利者，用之大有殊功，且其下氣雖平緩，非若檳榔之性烈也。

但病涉弱虛者忌之也。

青皮

气味　苦辛温无毒

归经　入肝胆二经

主治　疏气、散痞、破滞

用量　八分至钱半

杂论　芳烈而沉降，能引诸药至厥阴之分，下

饮食形太阳之倉。惟伐损真元，若气虚無滞，
及多汗者均忌之。

香橼

气味　辛酸温無毒
归經　入肺脾二經
主治　理气、进食、止呕。
用量　八分至钱半
杂说　善理上焦之气，进中州之食，为止呕健脾之良

药，惟能损正气，须与参术並行，单用多用宜慎之。

佛手

气味 辛平无毒

归经 入肺脾二经

主治 理气和中

用量 八分至钱半

杂说 与香橼功效相似，惟香橼兼化痰水。此则专擅疏气，用以制露，宽胸解郁，为清疏之要药，亦平肝之良品也。

山楂

气味　酸甘微温无毒

归经　入脾胃肝三经

主治　破气，消食，磨积。

用量　钱半至四钱

杂论　专去腥膻油腻之积，与麦芽仅消谷者不同。

惟多食损齿，令人嘈烦易饥，反伐脾胃

生长之气，胃中无积，脾虚恶食者忌之。

麦芽

气味　甘温无毒

归经　入脾胃二经

主治　下气，开胃，消食。

用量　三钱至四钱

杂说　能助胃气上行，而资健运脾。其消食之力，较谷芽为大，而补益则逊之，性泥滞，入消导药宜多炒。妊娠忌之、脾胃无积滞者亦忌之。注：淮小麦为心谷，故能入心，南麦性温，北麦性凉，以淮产者为佳。

谷芽

气味　苦温无毒

归经　入胃脾二经

主治　下气、和中、消食。

用量　三钱至四钱

杂说　其生化之性，功专调理脾胃。生用养胃阴，炒用化胃滞。

神曲

氣味 甘温無毒

归經 入脾胃二經

主治 行气化痰消食。

用量 钱半至二钱

禁忌 生用能发生气。熟用能歛暴气。惟脾阴虚，胃火炽者不可用。

行气通窍药

菖蒲

气味　辛温无毒

归经　入心脾二经

主治　开心窍、祛痰浊、

用量　八分至二钱

杂说　芳香利窍，能佐天冬地黄之属，资其宣导。惟能耗气血，善鼓心包之火，凡阳亢阴耗，精滑汗多者忌之。

冰片

气味 辛苦微寒无毒

归经 入心肺脾三经

主治 通诸窍，散郁火，

用量 一分至三分

杂论 气味芳烈，为诸药之冠，其性升善窜，能直透骨髓，惟耗散真气，风病在骨者方可

在关，若在血脉肌肉，反致引风入骨。故目暗闭塞者

亦忌之。

麝香

气味　辛温无毒

归经　入脾经

主治　通窍辟秽。

用量　五厘至一分

杂说　走窜飞扬，内透骨髓，外彻皮毛，凡病在

骨髓者，用之能使外泄，否则反能引风入骨，如油入面，莫之能出，与冰片相似，凡病偏因虚者均忌之。

第十章 理血药

活血通络药

丹参

气味 苦微寒无毒

归经 入心肝二经

主治 祛瘀生新

用量 钱半至三錢

杂说 治妇人血病均可通用，然長於行血，妊妇及大便不实者忌之。

注：近代有学者用此药为活血化瘀药令人長期服用，益於防止心脑血管疾病。但应切记：本药長於行血也。

赤芍

氣味 苦平无毒

归经 入脾肺肝三經

主治　清血散瘀

用量　钱半至三钱

杂说　白芍偏于脾经血分、兼泻肝火。赤芍专入肝家血分，清泄血液之热，血虚及泄泻者忌之。

郁金

气味　辛苦寒无毒

归经　入心肝兼肺经。

主治　行气、解郁、去瘀。

用量　錢半至三錢

杂説　輕扬上行，辛香不烈。功与薑黄、蓬莪相近，但薑黄兼治血中之氣。蓬莪入肝，兼治氣中之血，郁金则入心，专治心包之血，有破宿生新之能。凡阴虚失血及阴火迫血上逆，肺肝氣逆者均忌之。

澤蘭

氣味　辛甘平无毒，

归經 入肝脾二經

主治 通血脈利水氣

用量 錢半至三錢

雜論 与補藥同用，能逐下焦濕熱，及邪垢，強陰而淨血海，惟多服久服令人腎氣大減。

三七

氣味 甘微苦温無毒

归經 入肝胃二經

主治　散瘀定痛。

用量　八分至钱半

杂论　治金疮杖疮之圣药。惟能损新血，无瘀者忌之。

落得打

气味　甘平温无毒

归经　入脾经

主治　去风、调气、活血。

用量　钱半至二钱

杂论　治跌打损伤、神效异常，脾胃弱者服之能令作呕。

鸡血藤

氣味　苦温无毒

归经　入肝肾二经

主治　活血舒筋

用量　钱半至三钱

杂论　氣清性捷、專走血分、为治虚劳白病之良品，凡男子不能生育，女不受胎孕，甚有功效也。

狗脊

氣味　苦平无毒。

归經　入肝腎二經

主治　通脈絡，利关节。

用量　錢半至三錢

杂说　補而能走之精品，健脊骨，大有殊功。惟腎虛有熱，小水不利，或黃赤而澀，及口苦舌干者，均宜忌用之。

牛膝

气味　苦酸平无毒。

归经　入肝肾二经

主治　强腿足，散恶血。

用量　钱半至二钱

杂说　能引诸药下行，得酒则强肝肾，生用则去恶血。如筋骨痛风在下者，可加重用之。惟病在上遗、梦遗失精、脾虚下陷、因而脚、腿、膝肿痛、及妇女血崩不止、经闭走久、疑似有孕，或已受孕者均忌之。

杜仲

气味　辛甘温无毒

归经　入肝肾二经

主治　补腰膝、坚筋骨、

用量　钱半至三钱

杂论　温而能补，辛而能润。惟亦能引诸阳下走、若肾虚火炽及梦遗而痛者均忌之。

续断

气味 苦微温无毒

归经 入肝肾二经

主治 通血脉、理筋骨、

用量 钱半至三钱

杂论 补而不滞、行而不泄、女科外科、需用至多。同当归、牛膝、肉桂、延胡则行血理伤。

同阿胶、地黄、麦冬、杜仲、人参、山萸、杞子、黄芪，则補虚止血。同凉血、補血、顺气药则安胎。然治痛用苦寒药，治胎前用大辛热药，均忌之。

桑枝

气味　苦平无毒

归经　入肝经

主治　利关节、祛风湿。

用量　三钱至四钱

杂说　内证通络、外证補托、性质和平、洵为良品。

苏木

气味　甘咸平无毒

归經　入肝脾胃兼心胃二經

主治　行血祛风

用量　八分至钱半

杂说　少用则和血、多用则破血、若无瘀滞、大便不实、及产后恶露已尽、因血虚腹痛者均忌之。

蒲黄

氣味　甘平无毒

归经　入肝心包二经

主治　散血结，通经络，

用量　八分至錢半

杂论　生用性滑，擅行血清肿之長，炒则性涩，有补血止血之功，为行血要品，若劳伤发热，阴虚内热，而无瘀血者忌之。

血竭 血竭

气味　甘咸平无毒

归经　入肝心包二经、

主治　和血、散血瘀、止痛、

用量　三分至五分

杂说　和血之良品，惟性急能引脓，宜少用，非有瘀血者忌之。

乳香

气味　辛温微毒

归经　入心肝脾三经

主治　调气、行血、止痛

用量　三分至五分

杂论　活血伸筋之良品，痈疽疮疡心腹痛之要药。惟香善窜，若痈疽已溃、诸疮多脓，及胃弱者忌之。

注：乳香可治赤白痢之初起，腹痛不止，久痢不宜用之。

没药

气味　苦平无毒

归经　入肝经

主治　通瘀理气，定痛生肌。

用量　三分至五分

杂说　与乳香同用，有相得益彰之妙。然骨节胸腹胁肋诸痛，非由血瘀而由血虚者，产后恶露去多，腹中虚痛者，痈疽已溃者，均忌用。

五灵脂

氣味　甘温无毒

归經　入肝經

主治　行血消积。

用量　八分至錢半

杂说　功能引经，不能生血，而于散瘀行血，则有奇效。

丸血虚腹痛经闭，产后出血过多发晕，心虚有

火作痛，一切血虚而瘀滞者均忌之。

西洋尖

气味　甘微寒无毒

归经　入肝经

主治　通经明目。

用量　钱半至三钱

禁忌　专走厥阴血分，误食令人目黄成疸。

穿山甲

气味　咸微寒无毒

归经　入肝兼胃大肠二经

主治　通经络、祛瘀结、

用量　钱半至二钱

杂说　功专行散、能直达病所、风痹疮科通经下乳、用为此药。惟性猛烈、用宜斟酌、疮疡已溃、元气不足者、均忌之。

破血去瘀药

三棱

气味　苦平无毒

归經 入肝經

主治 行气破血、除癥消积、

用量 八分至錢半

杂说 厥阴氣分药。其破气散结、近於香附而力峻、不可久服、真氣虚者忌之。

莪蒁

气味 苦平辛温無毒

归經 入肝經

主治　行氣，通經，消癖，

用量　八分至錢半

雜說　厥陰血分藥，與三稜治气滯，血瘀，症癖作痛甚驗。惟气血兩虛，脾胃虛弱而無積滯者忌之。

益母草

气味　辛甘微溫，无毒

归經　入心肝二經

主治　祛瘀，順气，除水，

用量　钱半至三钱

禁忌　活血行气，有补阴之功，为女科良药。但滑利辛散，虽系行中有补，虚火盛而瞳子散大，以及脾胃虚弱，大肠不实者，忌之。用以熬膏，统治妇女经脉不调，胎产气血诸病。

红花

气味　辛温无毒

归经　入肝经

主治　行血祛瘀

用量　八分至一錢

雜論　能行男子血脈，通女子經水，但不可過服，致血行不止。注：能治螞蟥

茜草

氣味　苦寒無毒

歸經　入心肝腎心包四經

主治　行血涼血

用量　錢半至二錢

杂論　燥濕熱無傷陰之患，除蠱毒，有嘉草之名。治婦女經閉，功效尤著。惟病人泄瀉及飲食不進者，雖有血瘀，亦宜禁用。無滯瘀者，尤忌之。

桃花

氣味　甘苦、平、无毒。

歸經　入心肝二經

主治　破瘀血，潤大腸。

用量　钱半至三钱

杂论　苦重于甘，气薄于味，为补脾润燥之良品。用干漆伴炒，大破宿血。注：我所知文用铁锅烧热，以不烫手为宜，再入用干漆搅拌好的此药，先大火，后小火翻炒，待药材呈焦褐色并卷边时起锅备用。气血两虚，大便作泄者忌之。注：泄不同于泻。

刘寄奴

气味 苦温无毒

归经 入肝经

主治 降气、下血、散结。

用量 八分至钱半

杂说 秉性走散，不可过服。若气血虚、脾胃弱，易作泄者，尤忌之。

琥珀

氣味 甘平无毒

归經 入心肝小肠三經

主治 散瘀守神

用量 二分至三分

杂论 产后瘀血，神识昏糊多用之。然读诸伤門，若
阴虚内热，火炎水亏及血少而便不利者忌之。

䗪蟲

氣味 咸寒有毒

归經 入肝經

主治 破堅、瀉瘀血

用量 五分至八分

雜論 攻堅之力，与穿山甲相埒，而尤善去經絡之瘀積，

惟虚者及無瘀血停留者忌之。

水蛭 馬蝗

氣味 苦平有毒

归經 入肝膀胱二經

主治　逐恶血，破坚结，化瘀肿。

用量　五分至八分

杂论　与蝱虫为一飞一潜之吮血物，在上之瘀飞者抵之，在下之瘀，潜者当之。为破血之猛将，脉证俱实者，可偶用，否则忌之。

蝱虫

气味　苦微寒有毒

归经　入肝三焦二经

主治　利血脉、破坚结、祛瘀血。

用量　五分至八分

禁忌　攻血行血，通行经络，下胎在顷刻之间，体虚者忌之。

第十二章　温热药

温运中气药

干薑　白姜

氣味　辛温无毒

归经　入心肺脾胃肾大肠六经

主治　燥湿，温中，祛寒

用量　八分至钱半

杂论　升散力减于生姜，而温性则过之，能引血药入血分，
气药入气分，去恶生新，使阳升阴长，引以黑附，则入肾
而去寒湿，通绝脉而回元阳。同五味则理肺气而治寒
嗽，燥脾湿而补脾阳，通心阳而补心气。但多食耗气
烁阴，若阴虚内热，阴虚咳血，表虚有热，自汗盗汗，

脏毒下血、因热咯血等、均忌之。

高良薑

气味　辛大温、无毒

归经　入脾胃二经

主治　温中、散寒、止痛、散寒结

用量　八分至钱半

杂论　治胃脘寒痛之主药、虚人可与参术同用。惟胃火作呕、伤暑霍乱、火热注泻、心虚作痛者均忌之。

豆蔻

氣味　辛溫濇無毒

歸經　入脾胃二經

主治　行氣消食，溫中。

用量　八分至錢半。

雜說　南方卑濕，多山嵐瘴氣，脾胃常有寒濕鬱滯之病，非此芳香辛散不能袪邪奏效。惟心胃熱痛，瀉痢脹滿，或因暑濕而小便秘者忌之。

砂仁

气味　辛温涩　无毒

归经　入脾胃肺肾膀胱大肠心包三经。

主治　行气，温中，消食，利便。

用量　八分至一钱

杂论　得白豆蔻檀香入肺，得人参益智入脾，得黄柏、茯苓入肾，得赤白石脂入大小肠。然辛燥耗气血。凡血虚火炎、阴虚咳嗽，孕妇气虚血崩迟久，及新产妇人俱忌之。

草果

气味　辛热无毒

归经　入脾经

主治　祛寒湿、疏痰气、平瘟毒

用量　八分至钱半

杂论　与豆蔻略同，佐常山能截疟，与知母同用，取其一阴一阳之义，治瘴疠寒热，以草果治太阴独胜之寒，知母治阳明独胜之热，若疟不因于岚瘴，或氣不實、邪不甚者慎用之。

蓽撥

气味　辛燥大温無毒

归經　入胃大肠二經

主治　温中、下氣、去痰。

用量　五分至八分

杂论　能入阳明經散浮熱。故為頭痛鼻淵之妙藥。惟耗散真氣，能动脾肺之火。凡喘咳目昏，肠虚下重者忌之。

丁香

气味　辛温燥无毒

归经　入胃肾脾三经

主治　暖胃、温肾、燥脾。

用量　五分至八分

九承说　秉纯阳之气，为胃寒呃逆之妙品，惟能损肾伤目，若火热一病，非虚寒者忌之。

木香

氣味　辛温无毒

归經　入三焦经

主治　行气、开郁、导滞。

用量　五分至八分

宜忌　为三焦行气之要药，惟香燥偏阳，凡肺虚有热、血枯而燥，及阴火冲上者均忌之。

益智仁

气味 辛温无毒

归经 入脾兼心肾二经

主治 温脾胃，涩精气。

用量 钱半至三钱

杂说 行阳退阴，温养下元，宜于胃虚滑精，胃虚多唾以及三焦命门气弱等症。但血燥有火，温热暴泄，及因热而遗浊者均忌之。

薤白

野白火 葱榖子

氣味　辛苦溫無毒

归经　入肺大肠二经

主治　通阳利窍、蠲濁泄滞。

用量　五分至八分

杂说　宜於气血阻滞、胸膈痞痛之症。惟能发宿疾，不宜多

食，無滞者忌之。

厚朴

氣味　辛苦温无毒

归经　入脾胃二经

主治　下气散满，消痰化食。

杂论　气味俱厚，性降而泻，极能耗气，若脾胃虚者及孕妇均忌。其苦力迥于皮，和平无燥烈之害，气分之轻者宜之。注：厚朴与石膏。若发药，口苦燥不堪，投黄连不效。易用厚朴，然以其太偏烈，加以石膏甚效。此叶氏案有之。惟舌苔光燥不可妄用，苔燥始可尤须用心。

温和血分药

川芎

气味　辛温无毒

归经　入肝兼心包胆二经

主治　和血、疏气滞

用量　八分至一钱

杂说　功专和血通肝，为妇科血分之要药，得牡蛎治头风吐逆，得细辛治金疮，但胃燥盗汗，阴虚火炎，咳嗽吐血，下部有热，阳强易举，及气弱者均忌之。

炮姜

气味　辛苦温无毒

归经　入脾肾二经

主治　温经止血

用量　五分至八分

杂说　功与干姜异同，但干姜温多散少，尚不免升发之性，此则曾经炮过，守而不走。故凡脾肾元阳衰弱，腹中虚冷，肠泄久困者宜之。又因色黑，能入血分，故凡吐衄下血，有阴无阳者，宜之。凡阴虚而阳無所附之證，以此与補陰药同用而热自退。惟無分有實熱者忌之。

延胡索

氣味　辛温无毒

归經　入肝兼入肺脾肾心包四經

主治　利气、活血、止痛。

用量　一錢至錢半

雜說　能行血中氣滯、气中血滯，凝滯有余者宜之。但走而不守，凡经事先期，体虚崩漏，产后血虚而晕者均忌之。

桂心

气味　辛甘温无毒

归经　入心、心包二经

主治　温血，通经。

用量　二分至五分

杂论　其如辛苦燥之性，得中心甘润之味，为补阳活血之良品。托瘡疽瘡毒，能入心經引血，凡瘡化膿，凡心痛腹冷癥癖諸病，治之最宜。

吳萸

氣味　辛溫小毒

歸經　入肝腎兼脾胃二經

主治　溫肝化滯，降逆止痛。

用量　五分至八分。

雜說　性雖熱而能引熱下行，治濁陰不降、厥氣上逆、隔塞脹滿等證，功效如神。惟能損氣助火神，若一切陰虛之病，及臟腑有熱無寒者均得忌之。

烏鰂骨

氣味　鹹微温無毒

歸經　入肝腎二經

主治　通血脈，袪寒濕

用量　錢半至三錢

禁忌　醋炒能治崩漏帶下，惟血病多熱者忌之。

伏龙肝

气味　辛微温无毒

归经　入肝经

主治　调中、止血、燥湿。

用量　五钱至一两

杂说　得火土之气，治先便后血之远血症，有殊功。惟阴虚吐血者忌之。痈肿毒者亦忌独用。

寒凉药

清热降火药

知母

气味 苦寒无毒

归经 入肺胃二经

主治 润肺、清胃、滋肾。

用量 钱半至三钱

杂说 气味俱厚、性降属阴、泻火而上清肺金、滋水而下润肾燥。用酒浸焙则上行，盐水润焙则下行，然能令人泄，忌多服，若感春症未除，及脾胃虚弱，肾虚溏泻者均忌用。

芦根

气味　甘寒无毒

归经　入肺脾胃三经

主治　清胃、降热、生津、

用量　五钱至一两

杂说　阳明热症、用之最宜。一切虚寒者均忌之。

青黛

气味　咸寒无毒

归经　入肝经

主治　散郁火、清疳热，

用量　五分至八分

杂说　除热解毒、与蓝略同，而止血拔毒杀虫之功则过之。但性极凉，中寒及阴虚有热者忌之。

夏枯草

气味　苦辛寒无毒

归经　入肝胆二经

主治　清肝火、散郁结、

用量　钱半至二钱

杂说　散结解热、直清厥阴血分、治妇女肝阳肝气极良、

久服伤胃

钩藤

氣味　甘微寒　無毒

归經　入肝　心包二經

主治　祛风热，定惊风。

用量　錢半至三錢

杂説　中和不燥，为息风静火良品，专治肝风相火诸疾，故小儿科用之。但无火者忌。

山栀

氣味　苦寒无毒

归经　入心肺胃　三经

主治　除郁热，清上焦。

用量　钱半至三钱

杂说　匡使心肺热邪屈曲下行，从小便而出，又清胃脘之血，为理火之良品。内热用仁，外热用皮，生用泻火，炒用止血，但能损胃伐气，若脾胃虚弱，血虚发热及心肺无邪热，小便闭由膀胱气虚者均忌之。

桑白皮

气味 甘寒无毒

归经 入肺经

用量 八分至钱半

主治 泻肺清热、

杂说 甘而能补，辛而能泻。虽性不纯良，若肺虚无火，及因风寒而嗽者均忌之。

青箱子

气味 苦微寒无毒

归经　入肝经

主治　清肝明目。

用量　钱半至二钱

杂说　善疏风热，治目疾以时行，赤眼为宜，羞明而

瞳仁散大者忌之。

石膏

气味　辛甘寒无毒

归经　入胃兼肺三焦二经

主治 清胃火、解肌热、

用量 三钱至五钱

杂说 寒能清热降火、辛能发汗解肌、甘能缓脾生津，为治伤寒热症，邪在阳明之要药也。发痧发疹之良品。惟内伤阴症，误用之生死反掌，他若伤寒中风太阳症，未传阳明者，及七八日，邪里结，有燥屎，往来寒热，宜下者，暑气兼湿作泄，脾胃弱甚者，均忌之。

代赭石　須丸　土朱　血師

气味　苦寒，无毒

归经　入肺心包二经

主治　清血热，镇虚热。

用量　钱半至三钱

杂说　与旋覆花同用，治肺肾虚气上厥，甚效。

唯下部虚寒、及阳虚阴痿者忌。

石决明

气味　咸，平，无毒

归经　入肝肾二经。

主治　熄风，潜阳，明目。

用量　三钱至五钱

杂说　血压较高，肝热惊风，用以清降，功效显著。但多食令人寒中。临症时须加以注意。

注，石决明大补肝阴之一证也。

清热燥湿药

黄連

氣味　苦寒無毒

归经　入心兼肝胆脾胃大肠五经

主治　凉血、泻火、燥湿

用量　三分至五分

杂论　泻心脏实火之主药。入中焦宜姜汁炒炙。下焦宜盐水炒。凡阴虚烦热，脾虚泄泻，五更肾泄。妇人产后血虚烦热。小儿痘疹气虚作泻等症忌之。

胡黄连

气味　苦寒无毒

归经　入脾胃二经

主治　清湿热、疗惊疳、

用量　五分至八分

杂说　能直入下焦、泻湿毒之火。凡阴血本虚，真精耗竭、脾胃俱弱者大忌之。

黄芩

气味 苦寒无毒

归经 入心肺大小肠兼胆经。

主治 清中焦、除湿热。

用量 钱半至二钱

禁忌 得酒则上行，得猪胆汁则除肝胆火，得桑皮则泻火，得柴胡则退少阳寒热，得厚朴、黄连则止腹痛，得芍药则止痢，得白术则安胎。惟血虚发热、肾虚挟寒，及孕妇胎寒下坠，脉迟小弱者忌之。

黄柏

氣味　苦寒无毒

归经　入肾膀胱二经

主治　瀉相火、清湿热、

用量　錢半至三錢

杂说　氣味俱厚、善清三阴湿热、生用降实火、熱用不伤胃、酒制治上、蜜制治中、盐制治下。但性属滑渗、不利虚热。若中氣虚而邪火炽，及阴阳两虚，脾胃薄弱者均忌。注：川柏细辛能泻膀胱之火。

苦参

药味　苦寒无毒

归经　入肾经

主治　泻火逐湿

用量　八分至钱半

杂说　能清血中湿热，又能坚阴，其子名鸦胆子、治大肠热痢，尤有殊功，但不可久服，致损胃气。若脾胃虚而饮食减少，肝肾虚而火衰精冷，及年高之人忌之或慎用。

連翹

气味　苦微寒无毒

归經　入胆大肠三焦兼心、心包二經

主治　清火除湿，散结解毒

用量　錢半至三錢

杂说　专行气分，为疮家之圣药。惟清而无补，多服令人减食，若痈疽已溃，脓清色淡，及虚火非实热，与胃热弱作泄者均忌之。

茵陈蒿

气味　苦微寒无毒

归经　入膀胱经

主治　利湿热，利诸黄。

用量　钱半至二钱

杂说　清利水道，以泻泄太阳阳明之湿热，为治黄疸主药。属阳者佐以大黄，属阴者佐以附子。惟虚甚而宜温补者忌之。

秦皮

气味　苦微寒无毒

主治　清热、燥湿、止血、

用量　五分至八分

杂论　收敛之品，为眼科及血痢之要药。胃虚食少者忌之。

白头翁

气味　苦寒无毒

归经　入胃大肠二经

主治　清血热，疗肠风。

用量　五分至八分

用量　錢半至二錢

氣説　氣寒善行、味苦性燥。為治諸黄風痹之良品、皮膚濕瘡、並可煎水洗滌、但下部虛寒者、雖有濕亦忌之。

龙胆草

氣味　苦濇大寒無毒

歸經　入肝胆胃三經

主治　瀉肝火、清濕熱、

杂论 火郁湿热，秽气犇迫广肠，以致热痢下重者，能平走窍之火、升水气之下陷。佐以秦皮之苦涩尤佳。惟胃虚大便不化、痢久下稀淡血水者忌之。

白鲜皮

气味 苦寒无毒

归经 入脾胃兼肺大肠二经

主治 清热、利湿、除风、

用量　五分至八分

杂论　肝胆气分药，肝胆大盛者，非此不能直折，惟疏泄太过，多食令人小便不禁。凡胃虚血少，脾胃两虚有热，均忌之。

金铃子

气味　苦寒　有小毒

归经　入肝心包小肠膀胱兼肺脾胃三经

主治　泄肝邪，清湿热。

用量　钱半至三钱

禁忌　善于温热下行，为肝经腹痛及疝气要药。

但脾胃虚寒者忌之。

清热解毒药

银花

气味　甘寒无毒

归经　入肺经

主治　除热、去风、解毒

用量　钱半至三钱

杂论　芳香而甘，性猛平和，善解血液之毒，清经络之湿，用於痈疽初起，或已溃之后，均有奇效，故亦为外科圣药，常为应用，疗效甚佳。惟气虚脓淡之外症，以及食少便泻者均忌之。

地丁草

气味　苦辛寒无毒

归经　入心肝二经

主治　泻热毒、疗疔肿，可外用。

用量　钱半至二钱

杂说　治疔毒之良药、有紫花、白花之区别，各随疔色而用之也。惟性寒不利於阴症，若漫肿无头或不赤不肿者慎用。

蒲公英

气味　甘平无毒

归经　入肾兼肺胃二经

主治　化热毒，散郁滞，

用量　钱半至二钱

杂说　本属通淋妙品，而消肿核，化热毒，功效尤著，遂为治妇人乳症之專药。惟秉性降多升少，虚寒气陷者慎用。

山豆根

气味　甘寒无毒

归經　入心肺大腸三經

主治　善清陽氣，瀉心火，去肺及大腸之風熱，為喉症治療之良藥。惟病屬虛寒，及脾虛食少者忌之。

板藍根

氣味　苦寒无毒

归經　入心胃二經

主治　清狂熱，解瘟毒

用量　八分至一钱

杂说　轻虚上浮，能清肺中邪热。故咽喉肿痛者多用此药。可以配方治疮疖，尤无热毒内攻之弊，疗效甚佳。用蛋清调成糊状，每日可涂多次。如用也可治疗腮腺炎或牙疼腮肿。

绿豆

气味　甘寒无毒

归经　入心胃二经

主治　清积热、解百毒。

用量　三钱至六钱

杂论　政数层皮，壳即壅氣。如解金石砒霜草木诸毒，宜连皮生研，新汲水即服为宜。若脾胃虚寒滑泄者忌之。

注：野生绿豆，取其皮研成末，用醋制后，调以獾油，外用治外阴瘙痒。

枳棋子

氣味　甘平无毒

归经　入胃大肠二经

主治　止烦渴，解酒毒

用量　钱半至三钱

杂说　解酒清渴，与蜂蜜同功。惟多食能发蚘虫。

人中黄

气味　甘寒无毒

归经　入胃经

主治　泻痰热，解瘟毒。

用量　八分至钱半

杂论 大解热毒，凡奔走发狂，热病似癫，如见鬼神，久不得汗，及不知人事，由阳明蕴热所致者，非此不能除也。若伤寒瘟疫，非阳明实热，及痘疮非大热郁滞，而紫黑干陷倒压面者均忌。

人中白

气味 咸平无毒

归经 入肝肾三焦膀胱四经

主治 降火清疳

用量　八分至钱半

杂论　人中黄为粪汁所制之甘草，故解毒之力長，此为人溺之沉淀物，故润下之力胜，而专走血分，凡虚寒及溏泄，或食不消化者，均忌之。

注、人中白、青黛，飞撤泻肝火，且能泻三焦及膀胱火，从小便中排出。可治阴虚火盛、五心烦热。

金汁

气味　苦寒无毒

归经　入心胃二经

主治　降痰火，解热毒

用量　三钱至五钱

杂说　功与人中黄相同，痰热粘滞咽候，声如曳锯，服此药即降。但脂宫虚寒，体瘦色白者忌之。

清热凉血药

丹皮

气味　辛寒无毒

归经　入心肝胃心包四经

主治　除血热、清伏火。

用量　钱半至二钱

杂说　專清血热之良品，惟妇人血崩，及经行过期不净，属于虚寒者忌之。

白薇

气味　苦咸平無毒

归经　入胃经

主治　凉血液、清虚火、

用量　钱半至三钱

禁忌　阳明经及卫任二脉之药物。但久服多服，亦能损人。凡胃虚少食泄泻及喘嗽多汗，阳气外泄者均忌、

茅根

气味　甘寒无毒

归经　入心脾胃三经

主治　清热、凉血、止咳。

用量　二钱至五钱

杂說　与芦根功效相类，惟彼偏气分，此能入血。凡因寒发咳者，中寒呕吐，湿痰停饮，及发热者忌。

青蒿

气味　苦寒无毒

归经　入肝胆二经

主治　清暑、瀉热、止疟。

用量　钱半至二钱

禁忌　所治以少阳厥阴血分之病为主，凡苦寒之药，多与胃家不利，独此芬芳袭脾，不犯冲和之气。唯脾弱虚寒泻泄，及产后虚寒之虚内热，亦俱慎用之。

地骨皮

气味　苦寒无毒

归经　入肾三焦二经

主治　除虚热，清骨蒸。

用量　钱半至三钱

杂论　擅清血分之热、泻肾火、去胞中火、降肺中伏火，功同白薇而胜之、惟中寒者忌之。

元参

气味　苦微寒无毒

归经　入肺肾二经

主治　清肾火，益阴精

用量　钱半至二钱

杂说　壮水制火、管领主气、使上下清肃而不逆，但血少目昏，停饮支满，血虚腹痛及脾虚溏泄者均忌之。

山茶花

气味　甘寒微辛无毒

归经　入肝经

主治　凉血热、止吐衄

用量　钱半至三钱

杂论　清血之中，有和血去瘀之力，故吐衄亦每用之。

侧柏叶

气味　辛寒无毒

归经　入肝肾二经

主治　养阴凉血

用量　钱半至三钱

杂论　养阴而不腻，凉血而不滞，为吐衄敛血之良药。但善伐胃气，能令人减食作泻，凡阴虚者忌之。

藕

气味　甘平无毒

归经　入心肝脾胃四经

主治　凉血散瘀

用量　三钱至五钱

杂说　生用性寒，熟用性温，捣汁滋胃液，制粉益血健，其节性专散血而无耗伤真元之患。

犀角

气味　苦酸咸寒无毒

归经　入心肝胃三经

主治　清营血解热毒

用量　二分至五分

杂说　清肃血分之力至大，故为诸血及惊狂斑疹等症甚神。惟痘疹气虚而无热者，伤寒阴症，发躁，脉沉细，足冷，渴而不多饮，且后吐出者均大忌之。注：甘露根汁可代犀角尖，清营热。

羚羊角

气味　咸寒无毒

归经　入肝兼心肺二经

主治　凉肝、熄风、解毒

用量　二分至五分

杂论　妇科多用以治肝风，儿科多用以清肝火，与犀角皆为凉血之品，而一走心一走肝。若虚而无热者大忌之。

灵磁石 吸铁石 玄石

气味 辛寒无毒

主治 补肾镇气、治恐怯怔忡、除痠痛、消肿核。

青盐 胡盐 羌盐

气味 咸无毒

主治 清热解毒、治赤眼牙痛、吐衄血、吐血、

附录 李东垣随证用药凡例

风中五脏：耳聋目瞀，先疏其里，用三化汤，然后行经。独活、防风、薄荷、柴胡、川芎，随经用之。

风中六腑：手足不遂，先发其表。羌活、防风为君，随证加药，然后行经养血。当归、秦艽、独活之类，随经用之。

破伤中风：脉浮在表，汗之；脉沉在里，下之；背搐，羌活、防风；前搐，升麻白芷；两胁搐，柴胡、防风；右搐，加白芷。

伤风恶风：

防风为君，麻黄、甘草佐之。

伤风恶寒：

麻黄为君，防风、甘草佐之。

六经头痛：

须用川芎加引经药，蔓荆太阳，白芷阳明，半夏太阴，

细辛少阴，吴茱萸厥阴，藁本巅顶，

眉棱骨痛：羌活、白芷、黄芩。

風湿身疼：羌活加以他药。

齿痛颔肿：黄芩、桔梗、甘草。

肢节肿痛：羌活为主药。

眼暴赤肿：防风、芩连泻火，当归佐酒煎服。

眼久昏暗：熟地黄、当归为君，羌活、防风为臣，甘草、甘菊之类佐之。

風热牙痛，喜寒恶热：生芐当归、升麻、黄连、牡丹皮、防风。

背脊有痛：桔梗、升麻、细辛、吴茱萸。

风湿诸病：须用羌活、白术。

风寒诸病：须用川芎。

一切痰饮：须用半夏。风加南星、热加黄芩；湿加白术、陈皮；寒加干姜。

风热诸病：须用荆芥、薄荷。

诸咳嗽病：五味为君，痰用半夏，喘加阿胶佐之。不拘有热无热，少加黄芩。春加黄芩、芍药。

夏加栀子、知母；秋加防风。冬加麻黄、桂枝之类。

诸咳有痰：半夏、白术、五味、防风、枳壳、甘草。

诸嗽无痰：五味、杏仁、贝母、生姜、防风。

有声有痰：半夏、白术、五味、防风。

寒喘痰急：麻黄、杏仁。

热喘咳嗽：桑白皮、黄芩、诃子。

水饮理喘：白矾、葶苈。

热喘燥喘：阿胶、五味、麦冬。

气短虚喘：人参、黄芩、黄芪、五味子。

诸疟寒热，柴胡为君、

脾胃困倦。参芪、苍术

不思饮食：木香藿香

脾胃有湿，嗜卧有痰。白术、苍术、茯苓、猪苓。

半夏、防风。

上焦湿热：黄芩泻肺火、

中焦湿热：黄连泻心火。

下焦湿热：酒洗黄连、知母、防己。

下焦湿肿：酒洗汉防己，龙胆草为君。甘草、黄连为佐。

腹中胀满：须用姜制厚朴、木香。另介绍其制法，很重要。

腹中窄狭：须用苍术。

腹中实热：大黄、芒硝。

过伤饮食：热物大黄为君，冷物巴豆为丸散。

宿食不消：须用黄连、枳实。

胸中烦热：须用栀子仁、茯苓。

胸中痞塞，实用厚朴、枳实，虚用芍药陈皮，痰热用黄连、半夏，寒用附子干姜。

诸气刺痛及六郁、痞满，香附、抚芎、苍术。痰加陈皮，热加栀子，食加神曲，血加桃仁。

诸气刺痛，枳壳香附，加引经药。

诸血刺痛，须加当归，详上下而用根梢为宜。

胁痛寒热，须用柴胡。

胃脘寒痛，须加草豆蔻、吴茱萸。

少腹积痛，须加陈皮川楝子。

脐腹疼痛，加熟艾乌药。

诸痢腹痛，下后白芍、甘草为君，当归佐之。先痢后便，黄连为君，地榆佐之。先便后痢，黄芩为君，当归佐之。里急、清黄下之，后重，加木香、藿香、槟榔。和之腹痛用芍药。恶寒加桂，恶热黄芩，不痛芍药减半。

水泻不止，须用白术、茯苓为君，芍药甘草佐之，各不化加防风。

小便黄涩，黄连、泽泻。

小便不利，黄芩、知母为君，茯苓、泽泻为使。

心烦口渴，干姜、茯苓、天花粉、乌梅，禁半夏、葛根。

小便余沥，黄连、杜仲。

茎中刺痛，生甘草梢。

肌热有痰，须用黄芩。

虚热有汗，须用黄芪、地骨皮、知母。

蒸热无汗：牡丹皮、地骨皮。
潮热有时：黄芩，午加黄连，未加石膏，申加柴胡，酉加升
麻，辰戌加羌活，夜加当归。
自汗盗汗：须用黄芪、麻黄根。
惊悸恍惚：须用茯神。宜选用老茯神中部。
一切气痛：调胃：香附、木香。破滞气：青皮、枳壳，泄气：牵牛、莱
菔子，助气：木香、藿香。补气：人参、黄芪。冷气：草蔻、丁香。
一切血痛：活血补血：当归、阿胶、川芎、甘草。凉血：生地黄。破血：
桃仁、红花、苏木、茜根、延胡索、郁李仁。止血：发灰。

上部见血，须用防风、牡丹皮。天冬为使。

中部见血，须用黄连、芍药为使。

下部见血，须用地榆为使。

新血红色，生地黄、炒栀子。

陈血瘀色，熟地黄。

诸疮痛甚，苦寒为君。黄芩、黄连佐以甘草，详上下用根梢及引经药。十二经皆用连翘。知母、生地、黄酒洗为用之。参芪甘草当归泻心火，助元气气止痛。解结用连翘、当归、藁本。活血去血用苏木、红花、牡丹皮。脉沉病在里，宜加大黄利之。脉浮为表，宜行经，芩连当归人参木香、槟榔、黄连、泽泻。自腰以上至头者，加枳壳引至疮所。加鼠粘子，出毒消肿，加肉桂入心引血化脓。坚不溃者，加王瓜根，黄连、知母。下部痔漏，苍术、防风为君。甘草、芍药为佐，详证加减。

以上所述，只是学习之体会，医者均须

紧密地结合临床，细心查体，认真领会各家学说与医案典例之心得，方能让自己不断地领会中医中药之精华，集百家之学说为己用。医者在学习中药，不但要知其药性，还要亲自去采药和制药。使中医药成为真正的一体。

第十二章　后叙

以上所述，皆为学习中医中药学知识的一些心得和方法。在临床实践中还应结合具体情况而诊病遣药拟方，才可有效。然百病积聚，可能留起于虚，虚生百病也。积者五脏之所积，聚者六腑之所聚。如脉斯等疾，多从旧方，不假增损，虚而劳者，其弊万端，宜应随病增减。古之善为医者，皆自采药，审其体所主，取其时节早晚，早则药势未成，晚则盛势已败。今之为医，不自采药，且不审气节早晚，又不知冷热消息分两多少，徒有疗病之名，永无必愈之效，此实浮惑。聊后审其冷热，记其增损之主次。用药可有神效也。

如：

虚劳头痛后热，加枸杞、葳蕤。虚而欲吐，加人参。虚而不安，亦加人参。虚而多梦，加龙骨。虚而多热，加地黄、牡蛎、地肤子、甘草。虚而冷，加当归、干姜。虚而损，加钟乳、棘刺、苁蓉、巴戟天。虚而大热，加黄芩、天冬。虚而多忘，加茯神、远志。虚而口干，加麦冬、知母。

虚而多汗兼微咳：五味子、大枣。虚而惊悸：龙齿、沙参、紫石英。

虚而身强腰中不利加：磁石、杜仲。虚而多冷加：桂心、吴茱萸、乌头、附子。

虚而劳小便赤加：黄芩。虚而冷加：陇西黄芪。

虚而小肠利加：桑螵蛸、龙骨。虚而小肠不利加：茯苓、泽泻。

肺气不足加：天冬、五味子。心气不足：上党参、茯神、菖蒲。

肝气不足：天麻、川芎。脾气不足加：白术、白芍、益智。

胆气不足加：细辛、酸枣仁、地榆。

但是，凡虚者又在另一方面为实，故辨证施治极为重要，应详知其虚、亦应了解其实。这样方为良医佳方。必应注意。

又如：同为除痰之品，然用半夏辛温，用于化湿痰。贝母甘辛，用于去风痰。竹沥甘而寒，用于降热痰。又如：黄芪、沙参、山药，同为补虚之品。然因黄芪甘温，用于补气虚。沙参甘寒，用于养肺阴。山药甘平，用益脾弱，其效相同，其终绝异，皆气味性质为之也。昧此者非混投寡效，抑且增其疾患。若仅重效能，则势必遇痰疮而群驱除痰之药，遇虚疮而群驱补虚之药，杂乱无章，缺少医法，焉能取效。所以，本书充分地介绍了药物的气味性质之机理，使其真正的明白其药物之效能及由来，然后不谙效能，而效能无不知。气为阳而主升，味为阴而主降。气厚者为纯阳，薄为阳中之阴。味为厚者为纯阴，薄为阴中之阳。气薄则发泄，厚则发热。味厚则泄，薄则通。故辛甘发散为阳，酸苦涌泄为阴。咸味降泄为阴，淡味渗泄为阳。酸咸无升，辛甘无降。寒无浮，热无沉。用气者取其动而能行，用味者取其静而能守，此为千古不变之法。